Dr. med. Walter Glück • Sanfte Medizin für Ihr Kind

Dr. med. **Walter Glück**

Sanfte Medizin für Ihr Kind

- Homöopathie und altes Heilwissen zeitgemäß anwenden
- Entwicklung fördern und Immunsystem stärken
- Wirksam helfen bei Akutfällen und Kinderkrankheiten

Für Kinder von 0 bis 16 Jahren

Orac
WIEN · MUENCHEN · ZUERICH

Die Informationen in diesem Buch ersetzen nicht den Besuch beim Arzt. Nur im persönlichen Gespräch zwischen Arzt und Patient kann eine Diagnose und die individuell richtige Behandlung festgelegt werden.
Alle Angaben in diesem Buch wurden vom Autor und vom Verlag sorgfältig geprüft. Eine Garantie kann dennoch nicht übernommen werden. Eine Haftung des Autors bzw. des Verlages und seiner Beauftragten für Sach-, Vermögens- und Personenschäden ist ausgeschlossen.

www.kremayr-scheriau.at

ISBN 978-3-7015-0496-1

Einbandgestaltung: Media & Grafik, Wien
unter Verwendung eines Fotos der Bildagentur Thurner
Lektorat: Sabine Schlüter
Gestaltung, Satz und Grafiken: wolf, www.typic.at
Fotonachweis: S. 68: Eidam Medizin GmbH, Bad Homburg,
S. 110: Remedia/Rainer Müntz, Eisenstadt, alle anderen: privat
Druck und Bindung: GGP Media GmbH, Pößneck

Inhaltsverzeichnis

1 **Wozu von Anfang an sanfte Medizin? 9**
Die Vorteile der sanften Medizin im Überblick 9
Chronische Krankheiten 10
Natürliche Medikamente 12
Mit sanften Mitteln Immunblocker vermeiden 13
Deshalb von Anfang an sanfte Heilmethoden 13

2 **Die Pfeile im Köcher der Naturheilverfahren – Methoden im Überblick 15**
Von den Alten zur modernen Pflanzenheilkunde 15
Alte Bücher und Empfehlungen 16
Die Anwendung von Kräutern speziell bei Kindern 17
Wie sicher sind Pflanzenextrakte und Kräutermischungen? 19
Homöopathie – die große Macht der kleinen Globuli 20
Allopathie und Homöopathie 23
Die homöopathische Behandlung 24
Die homöopathische Hausapotheke 28
Die Pyramide der Heilverfahren 29

3 **Die Seele der kleinen Persönlichkeit wahrnehmen – das erste Lebensjahr 31**
Die kleine Persönlichkeit – Seele und Körper 31
Das Leben sitzt im Darm – von Anfang an die beste Kost 33
Probleme beim Stillen 34
Säuglingsernährung zu Beginn – vital statt steril 35
Die ersten Akutereignisse wirksam bekämpfen 36
Erste Proteste – was tun bei Schreien? 39
Bauchbeschwerden und Schluckauf 40
Zahnen – Fieber und schlaflose Nächte 41

4 **Fieber und andere Revolten – Entgiftung und Ausscheidung richtig unterstützen 44**
Keine Angst vor Fieber! 44
Nicht jede Temperaturerhöhung ist Fieber 44
Warum Fieber nicht mit chemischen Mitteln senken? 45
Die Maßnahmen in der richtigen Reihenfolge setzen 46
Fiebermittel 47
Begleitmaßnahmen 49
Fieber mit Begleiterscheinungen und diversen Beschwerden 51

5 **Klassische Kinderkrankheiten natürlich ausheilen 55**
Klassische Kinderkrankheiten – heute anders 55
Nosoden – oft hilfreich bei Infektionen 56
Die Krankheiten im Einzelnen 57
Übersicht über die wichtigsten Infektionskrankheiten 66

6 **Vorbeugen statt leiden – Vorsorge zur Gewohnheit machen** 67
Abhärtung – gelobt sei, was stark macht? 67
Zähne und Zahnpflege – nicht wie im alten Rom 69
Impfungen und Impffolgen – von den Kuhpocken bis heute 74

7 **Chronische Krankheiten erfolgreich verhindern – die „-itis"-Spirale unterbrechen** 77
Warum Krankheiten chronisch werden 77
Wie wir Resistenzen vermeiden können 77
Aus Angst vor Komplikationen die chemische Keule schwingen? 78
Die Krankheit der kleinen Rosi – chronische Rositis 80
Wo das Immunsystem seine Wurzeln hat 80
Allergien 81
Was der Hering mit der Haut gemeinsam hat 82
Die Steigerung der Abwehr durch Eigenblutbehandlung 83
Eine Krankheit mit vielen Gesichtern 84

8 **Ess-kapaden – vom Schlaraffenland zu gesunder Ernährung** 86
Was ist gesunde Ernährung? 86
Urlaubswunsch Nummer eins – das Schlaraffenland 87
Süße des Lebens – Fluch des Naschens 89
Steril oder agil? 90
Pilze überwuchern uns 90
Spaß mit gesunden Leibspeisen aus dem Naturgarten 92

9 **Die aufrechte Haltung stärken – Bewegung und Manuelle Medizin** 94
Gute Haltung von Anfang an 94
Die Haltung des Babys beobachten 95
Baby und Kleinkind – mit Streicheln verwöhnen 96
Die wohltuende Hara-Reflexmassage 97
Vernünftige Bewegung spielerisch erlernen 98
Wir sitzen uns krank – spätestens ab der Schule 100
Manuelle Medizin – mit den Händen heilen 101
Haltungsschäden frühzeitig erkennen 101
Magnetismus und Magnetfelder – Wellness nicht nur für das Kind 103

10 **„Per-sonare" – die Entwicklung vom Persönchen zur Persönlichkeit** 105
Per-sonare – die Entwicklung der Stimme 105
Wofür die Stimme des Kindes wichtig ist 106
Hilfestellungen für Stimm- und Sprechauffälligkeiten 106
Spielerisch Stimme und Atmung fördern 107
Lebenssituationen, die Krankheiten auslösen können 109

11 **Richtig reagieren nach dem Prinzip „Da, wo es wehtut" – sanfte Mittel von Kopf bis Fuß 113**
Grundregeln für das Finden des Arzneimittels 113
Die Dosierung eines homöopathischen Mittels 115
Kopf und Kopfschmerz 117
Nase 121
Augen 125
Ohren 127
Äußerer Mund und Lippen 130
Hals 131
Brust und Atemwege 133
Magen und Bauch 141
Blase und Niere 151
Wachstum, Rücken und Gelenke 157
Haut und Nägel 162
Nerven, Psyche und Charakter 169

12 **Die Zukunft der kleinen Persönlichkeit in die richtigen Bahnen lenken 173**
Die Entwicklung der Konstitution – beobachten lernen 173
Die Entwicklung der Typen in der Homöopathie 174
Biochemische Mittel und Schüßler-Mineralstoffe 175
Schwächen in Stärken verwandeln helfen 177
Die Pubertät als Chance sehen 177
Elektronische Verlockungen – das Thema Elektrosmog 179
Mit der Sexualität umgehen lernen 180
Zur Selbstverantwortung hinführen: Der Arzt als Partner 181
Die nicht mehr kleine Persönlichkeit auf den Lebensweg entlassen 183

13 **Charakteristika und Hauptanwendungen homöopathischer Mittel – Globuli speziell für Kinder 184**

14 **Notfälle und Akutsituationen meistern – die homöopathische Notfallapotheke 189**
Bei Notfällen richtig reagieren 189
Der homöopathische Notfall 189
Die Reiseapotheke 190
Die homöopathische Minimal-Akutapotheke 191
Erste Hilfe bei Unfällen und Verletzungen von A bis Z 191

Anhang 199
Nützliche Adressen und Links 199
Stichwortverzeichnis 201

1 Wozu von Anfang an sanfte Medizin?

Sanfte Medizin heilt schnell, sicher und angenehm – von Hippokrates bis Hahnemann

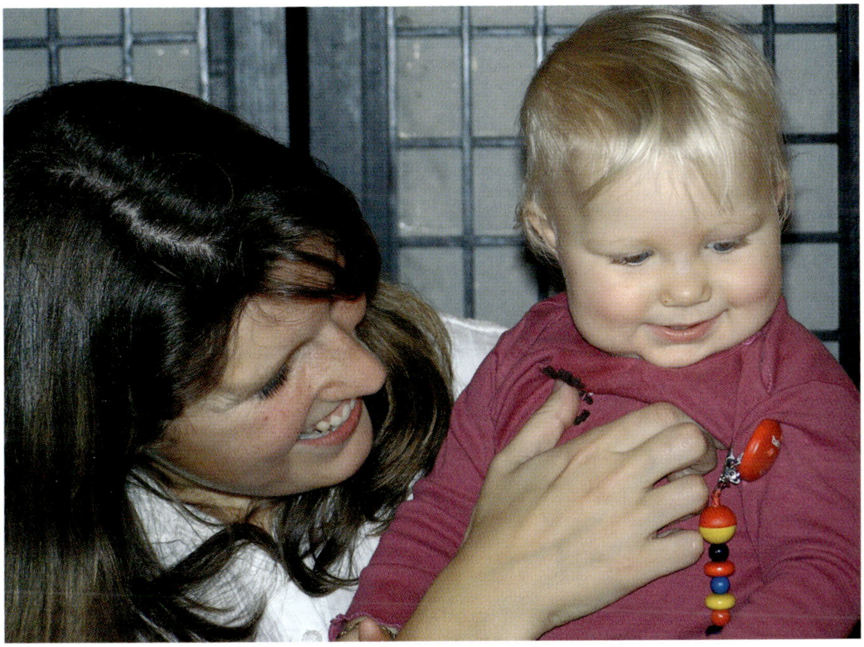

Die Vorteile der sanften Medizin im Überblick

Sanfte Medizin hat nicht nur den Vorteil, keine Nebenwirkungen zu verursachen – die Einnahme homöopathischer Globuli ist angenehm und macht Kinder zu willigen und dankbaren Patienten. Umso mehr, wenn sie die wohltuende Wirkung des Arzneimittels an sich selbst spüren: „Cito, tuto et jucunde", also schnell, sicher und angenehm.

Sanft heißt nicht schwach!

Immer noch existiert die landläufige Meinung, dass mit sanften Methoden nur banale Krankheiten behandelt werden können. Dies ist eine unzutreffende Verniedlichung. In der Blütezeit der Homöopathie Ende des 19. Jahrhunderts gab es in Amerika zahlreiche homöopathische Krankenhäuser, in denen auch schwere Krankheiten erfolgreich behandelt wurden. In Europa gab es in einzelnen Krankenhäusern ebenfalls homöopathische Abteilungen, in denen man sich ernster Erkrankungen wie Lungenentzündungen annahm. Die „Clinique de Beauvais“ hat eine Statistik über 61 Patienten erstellt, die in den Jahren 1822 bis 1834 an Lungenentzündung erkrankt waren. Das Ergebnis: Die kleinen Kügelchen genügten, um mehr Kranke zu retten als Aderlässe, Brechmittel und Blasenpflaster, also die Mittel der damals praktizierten Medizin. Die Gegner der Homöopathie behaupteten indessen, dass die Patienten allein durch ihre eigene Kraft geheilt worden seien – ein Argument, das bei homöopathischen Heilungen auch heute noch gern verwendet wird.

Regulieren heißt, die Wasserströme zu lenken. Unterdrücken heißt, das Wasser abzudrehen.

Zunächst die Vor- und Nachteile der sanften Medizin im Überblick:

Sanfte Methoden	Chemische Mittel
Regulieren Körperfunktionen	Unterdrücken Symptome, z. B. Fieber
Setzen Impulse zur Selbstheilung – keine Nebenwirkungen	Provozieren chronische Krankheiten – Neben- und Wechselwirkungen
Genaue Beobachtung erforderlich	Behandlung nach Diagnose, Beobachtung weniger wichtig
Hinterlassen ein gestärktes Immunsystem; die Patienten gehen gestärkt aus der Krankheit hervor	Hinterlassen ein blockiertes Immunsystem; die Patienten klagen über Schwäche, Appetitlosigkeit, Verdauungsprobleme
Können bei Krankheitsbeginn sofort ohne Gefahr eingesetzt werden	Anwendung muss je nach Produkt genau überlegt werden (ärztliche Verschreibung)
Können bei Krankheitsbeginn von der Mutter gegeben werden (Notfallapotheke)	Sollten nicht ohne ärztliche Diagnose verabreicht werden
Produktqualität bei nicht apothekenpflichtigen Waren (Pflanzenextrakten etc.) nicht immer gewährleistet	Garantierte Apothekenqualität
Nicht harmlos bei falscher Anwendung	Ebenfalls nicht harmlos oder gefährlicher bei falscher Anwendung
Ideal zur Vorbeugung	Nicht geeignet zur Vorbeugung

Chronische Krankheiten

Wer Akutkrankheiten von Anfang an mit sanften Mitteln auskuriert, erspart sich die Chronifizierung des Leidens!

Jede chronische Krankheit hat einmal akut begonnen – das Übel unserer Zeit ist, dass wir immer öfter chronisch krank werden!
Eigentlich wäre es so einfach: Eine akute Krankheit heilt aus und wir sind wieder gesund. Theoretisch klar, aber in der Praxis ist es oft anders.
Wir leben in einer Zeit zunehmender chronischer Beschwerden, Aller-

gien und Immunschwächekrankheiten. Wissenschaftlich gibt es keine befriedigende Erklärung dafür. Anhand der nachstehenden Schemata wollen wir sehr vereinfacht dem Mechanismus für die Entstehung chronischer Krankheiten nachspüren.

Die Geschichte von der Immuntreppe

Wir beginnen mit einem vollkommen intakten Immunsystem und fühlen uns gesund – wir stehen ganz oben auf der Immuntreppe. Werden wir krank, geht es eine Stufe bergab. Heilt die Krankheit aus, steigen wir wieder hinauf, alles ist bestens.

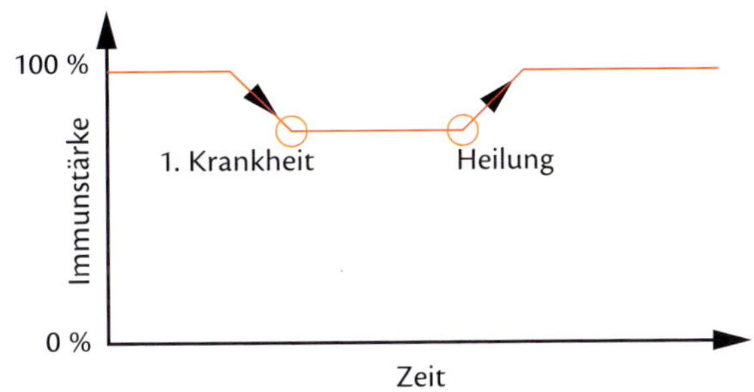

Wird die Krankheit nicht erfolgreich bekämpft und damit nicht ausgeheilt, verschwinden zwar langsam die Symptome, das Immunsystem bleibt jedoch auf einem niedrigeren Niveau. Nehmen wir zum Beispiel einen fieberhaften Infekt mit Schnupfen und Nebenhöhlenentzündung. Nach der Antibiotikabehandlung fühlt sich der Patient nicht mehr richtig krank, aber auch nicht ganz gesund.

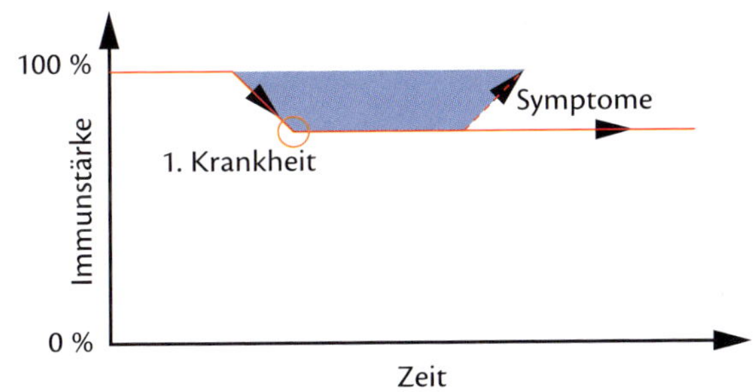

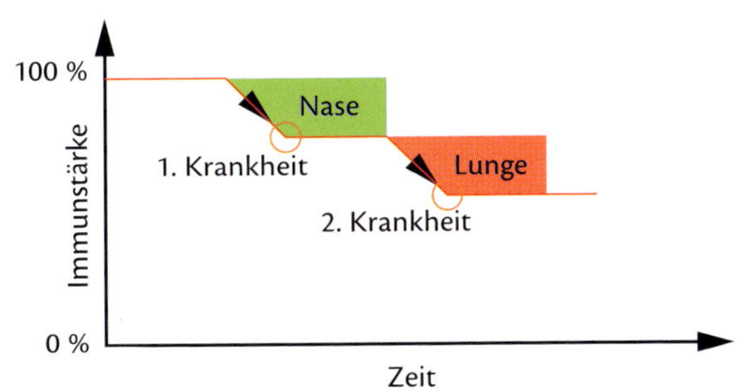

Kommt es auf der Stufe des bereits geschwächten Immunsystems zu einer neuerlichen Krankheit, geht es weiter bergab. Dementsprechend ernster und schwerwiegender ist das Leiden. Handelte es sich bei der ersten Stufe noch um eine HNO-Erkrankung, finden wir auf der zweiten Stufe eine schwere asthmatische Bronchitis vor – im Körper bereits eine Etage tiefer. Die Krankheit hat sich von einem harmlosen zu einem ernsteren, von einem äußeren zu einem inneren Leiden gewandelt – keine gute Entwicklung.

Die Selbstheilungskräfte des Körpers streben automatisch nach einer Verbesserung und wollen dabei möglichst natürlich unterstützt

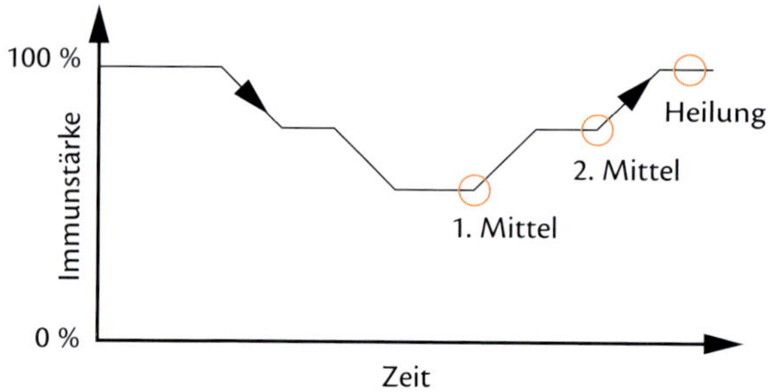

werden. Wir werden später noch auf die heilende Macht des Fiebers zu sprechen kommen. Wie funktioniert nun der Weg zurück zu einem vollkommen intakten Immunsystem?
Zunächst muss das passende Arzneimittel für die Ausheilung des momentanen Zustandes, also der schweren asthmatischen Bronchitis, gegeben werden. In diesem Fall ist es Ipecacuanha. Dies führt nach etwa einer Woche zur Genesung. Der Patient fühlt sich deutlich besser. Das gestärkte Immunsystem gelangt auf der Treppe eine Stufe weiter hinauf.
Bei der nächsten Infektionswelle kommt es wieder zu Schnupfen und Fieber. Diesmal wird gleich das passende Mittel verabreicht, nämlich Phosphor C 12. Dies heilt die Krankheit innerhalb einiger Tage aus. Das Immunsystem freut sich und klettert im Lauf der nächsten Wochen auf sein ursprüngliches Top-Niveau.

Wer die Geschichte von der Immuntreppe geschrieben hat?
Beim Dichter dieser Geschichte haben wir es mit einer großen Autorität zu tun: mit der Natur selbst. Dieser Prozess wurde in vielen Variationen tausendfach immer wieder durchgespielt. Wer die Natur genau beobachtet, kann dies auch heute noch exakt so erleben.
Wissenschaftlich beschrieben wurde dieses Geschehen von dem von 1800 bis 1880 lebenden amerikanischen Homöopathen Konstantin Hering. Die Kernaussage ist, dass Krankheiten von innen nach außen und in der umgekehrten Reihenfolge ihres Entstehens ausheilen. Das bedeutet, dass zunächst innere Organe wie Herz oder Lunge gesünder werden, die Haut erst später. Hat ein Kind Asthma, muss zuerst dieses besser werden; wenn dann ein Hautausschlag oder Neurodermitis auftritt, geht es in die richtige Richtung.

Natürliche Medikamente

Alle Medikamente sind „natürlich" – bei einigen hat der Mensch nur etwas nachgeholfen!
Schon vor Jahrhunderten erforschte man die Wirkung der Kräuter auf den Organismus. Bereits die alten Ägypter verwendeten Teile des Weidenbaumes als Mittel gegen Entzündungen. Der griechische Arzt Dioskorides empfahl einen Sud aus Weidenblättern und Wein gegen Rückenschmerzen. Hildegard von Bingen verwendete Weiden-

extrakte bei Fieber und Schmerzen, was in der Volksmedizin zu einem Standardmittel wurde, bis 1828 der Wirkstoff der Weidenrinde, das Salicin, entdeckt wurde. Es wird im Körper zu Salicylsäure umgewandelt, die schmerzstillend, fiebersenkend und entzündungshemmend wirkt. 1897 entdeckte Felix Hoffmann das so genannte Aspirin, indem er das Salicylsäuremolekül geringfügig veränderte. Noch bis vor wenigen Jahren kannte man den genauen Wirkmechanismus dieses Wundermittels nicht, man sah nur, *dass* es wirkte.

Das Leben ist lebensgefährlich, die Natur ist naturgefährlich. Wer es nicht glaubt, probiere einmal ein paar ganz natürliche Tollkirschen.

Heute kann man bei Erkältungen natürlich immer noch den Weidenrindentee genießen. Zwischen unseren modernen Medikamenten und den alten Pflanzenheilmitteln gibt es neben großen Unterschieden auch viel Gemeinsames. Entscheidend ist das Prinzip der Anwendung, das wir in den folgenden Kapiteln betrachten wollen.

Mit sanften Mitteln Immunblocker vermeiden

Nach einer Grippe, die mit starken Medikamenten behandelt wurde, berichten Patienten oft, dass sie längere Zeit brauchten, um wieder ganz fit zu werden – verständlich, nachdem wir das obige Schema begriffen haben, denn das Immunsystem braucht Zeit zur Regeneration. Einer der besten „Immunsystem-Blocker" ist Acetylsalicylsäure oder Aspirin, wobei die Stärke der Blockade natürlich von Dauer und Dosierung des Stoffes abhängt. Dass es sich dabei nicht um einen harmlosen Stoff handelt, zeigt die Problematik der Anwendung dieses Medikaments bei Kleinkindern:

Das Wundermittel Acetylsalicylsäure oder Aspirin kann bei Kindern zu schweren Nebenwirkungen bis hin zum Tod führen – dies ist bekannt als das so genannte Reye-Syndrom. Ursache dafür ist, dass der kindliche Körper einen bestimmten chemischen Stoff, der zum Abbau des Medikaments benötigt wird, nicht erzeugen kann. Aus diesem Grund werden heutzutage harmlosere Substanzen für die Behandlung kleiner Kinder eingesetzt, beispielsweise Paracetamol oder – noch besser – potenzierte Giftstoffe in Form homöopathischer Globuli.

Acetylsalicylsäure kann bei Kleinkindern schwere Nebenwirkungen verursachen.

Deshalb von Anfang an sanfte Heilmethoden

Sanfte Heilmethoden halten das Immunsystem fit und reduzieren damit die Anfälligkeit für Infektionen. Dass ein Kind etwa ein Dutzend banale Infekte pro Jahr bekommt, wird von manchen Kinderärzten bereits als normal hingenommen. Hier haben es homöopathisch behandelte Patienten besser. Durch die konsequente Anwendung sanfter Mittel wird ihre Anfälligkeit erheblich reduziert und die Lebensqualität verbessert. Außerdem haben sanfte Mittel eine positive Nebenwirkung: Kinder gehen aus gut behandelten Krankheiten gestärkt hervor und machen in ihrer Entwicklung einen Schritt vorwärts – so, wie man das bei Infektionskrankheiten früher beobachten konnte.

2 Die Pfeile im Köcher der Naturheilverfahren – Methoden im Überblick

Alles menschliche Forschen hat noch keine so perfekte Medizin hervorgebracht wie die Heilmittel, die die Eingeborenen in ihren Wäldern finden Joseph Pitton de Tournefort, französischer Geistlicher, Botaniker und Forscher, 1656–1708

Harmlose Pilze Ein Pharmavertreter will mir ein Produkt besonders schmackhaft machen: „Rein natürlich, vollkommen harmlos!" Meine Antwort: „Wunderbar, ich habe noch ein paar Fliegenpilze im Kühlschrank, auch ganz natürlich!"
Ungefährlich sind Fliegenpilze nur in homöopathischer Aufbereitung – als Agaricus muscarius. Dieses Mittel hat sich bei nervösen Beschwerden, Unruhe und Schlafstörungen bewährt.

Nicht alles, was Natur ist, ist heilsam.

Nicht alles, was Natur ist, ist harmlos.

Nicht alles, was in alten Büchern steht, ist wirksam.

Von den Alten zur modernen Pflanzenheilkunde

„Unter dem Namen Volksarzneimittel sind eigentlich solche Heilmittel zu verstehen, welche das Volk überhaupt, und vorzüglich der Landmann oder einzelne unter denselben, zur Heilung von Krankheiten anwenden, ohne zu solcher Anwendung durch die Ärzte geführt worden zu sein" (J. F. Osiander, 1838).
Dieser Satz stammt aus dem Vorwort zu Johann Friedrich Osianders Buch der Volksarzneimittel, das aufgrund seiner Beliebtheit noch nach dessen Tod eine Neuauflage erlebte. Darin finden sich unzählige, aus aller Welt zusammengetragene Empfehlungen, die auf den uralten Quellen des Dioskorides und des Hippokrates aufbauen. Auch Hahnemann, der Vater der Homöopathie, wird dort kurz zitiert. Interessant aber ist, dass die damals junge Homöopathie sich nur langsam ausbreitete und trotz großer Erfolge auch noch fünfzig Jahre später nur punktuell praktiziert wurde.
Die Naturheilkunde blickt auf einige Jahrtausende Erfahrung zurück. Dabei wurde eine nicht mehr überschaubare Menge an Rezepturen und Heilverfahren überliefert. Dieses Wissen beruhte meist auf den Erfahrungen einzelner Heilkundiger – durchaus möglich, dass die

Die Verbreitung von Wissen erfolgte jahrhundertelang im Schneckentempo. Das Tempo unserer Zeit raubt uns den Atem.

Erfahrungen in der Heilkunde gibt es, seit Menschen Heil suchen.

von ihnen empfohlenen Anwendungen zur damaligen Zeit funktionierten. Heute, bei Nachprüfung und kritischer Betrachtung, erweisen sich manche Empfehlungen leider als nutzlos.

Alte Bücher und Empfehlungen

In alten Quellen zu stöbern, ist spannend. Was wurde zum Beispiel bis etwa 1880 in Naturheilbüchern gegen Epilepsie empfohlen?

Herman Boerhaave kurierte eine unter den Kindern einer Armenanstalt in Harlem überhand nehmende, ansteckende Epilepsie dadurch, dass er Pfannen mit glühenden Kohlen und Brenneisen ins Zimmer stellen ließ und den Kindern mit der Anwendung des glühenden Eisens drohte.

In Bengalen setzte man Epileptikern zwei Blutegel in den Nacken und brannte die Stirnhaut mit einem glühenden Metallknopf bis auf den Knochen.

Missbrauchen Sie Autoritätspersonen wie Lehrer oder Ärzte nie als Drohung!

Schon bei den Römern gehörte dies zu den antiepileptischen Volksheilmitteln: vom Blut eines hingerichteten Verbrechers zu trinken. Einer anderen Empfehlung zufolge ist es erforderlich, „einen Maulwurf, mit Essig übergossen, in einem unglasirten, fest verschlossenen Topf zu verbrennen, und nach und nach, gepulvert, mit Lindenblüthenwasser einzunehmen" (Paris, 1708).

Angenehmer als die angeführten Beispiele liest sich die Empfehlung Philippe Pinels, dass Epileptiker sich beim Herannahen eines Anfalls ein Riechfläschchen mit Salmiakgeist unter die Nase halten sollten. Joseph Freiherr von Quarin wiederum beobachtete, dass eine junge Frau ihre Anfälle durch Musik unterbinden konnte – eine frühe Form der Musiktherapie.

Natürlich gibt es auch Empfehlungen aus der Pflanzenwelt: Mistel, Päonienwurzel, Labkraut und andere. Auch die Wurzel der giftigen Zaunrübe, Bryonia alba, brachte in folgender Form Linderung: Eine dicke Wurzel aushöhlen, Bier hineingießen, über Nacht stehen lassen und dann trinken.

Was wirklich funktioniert – Bryonia hat es geschafft Offenbar waren die Erfahrungen mit Bryonia, der Zaun- oder Gichtrübe, nicht schlecht. Sie konnte aufgrund ihrer Giftigkeit nicht als Tee verwendet werden. Hahnemann hat sie in homöopathischer Form hilfreich gefunden – sie ist heute ein fester Bestandteil des Arzneimittelschatzes und bei vielen Leiden erprobt.

Aber auch nicht alle Empfehlungen der modernen Literatur, selbst wenn sie tausendfach verkauft wurden, sind unbedingt zielführend:

„Zur Steigerung der Abwehrkraft ... die tägliche Einnahme von Silicea D6 und Echinacea angustifolia D2, dreimal täglich 5 Globuli über längere Zeit". Was längere Zeit ist, verrät der Autor schon nicht mehr. Bereits nach einer Woche kann es zu einer unfreiwilligen „Arzneimittelprüfung" kommen (siehe Seite 21).
Im Zweifelsfall sprechen Sie mit einem Arzt, der ein Diplom oder eine anerkannte Ausbildung in der entsprechenden Methode besitzt. Leider ist es keinem Mediziner verboten, auch ohne Ausbildung Naturheilverfahren anzuwenden oder Globuli zu verschreiben. Umgekehrt dürfte kein Chirurg das Skalpell in die Hand nehmen, wenn er nicht die Fachausbildung besitzt.

Drei Stufen der Verlässlichkeit

1. *Gesichertes, oft nachgeprüftes und bestätigtes Wissen.* Zum Beispiel die Wirkung der Mariendistel, Silybum marianum, auf die Leber. Sowohl in der Phytotherapie und der Homöopathie als auch in Form von Infusionen bei Pilzvergiftungen ist diese Pflanze beziehungsweise ihr Wirkstoff Silibinin von gewaltiger Wirkung.
2. *Erfahrungen, die mehrfach bestätigt wurden.* Zum Beispiel die Wirkung von Frauenmanteltee (Alchemilla vulgaris) bei Frauenleiden.
3. *Annahmen und Behauptungen, die keine oder nur wenige Bestätigungen finden konnten.* Hier ist es wie bei schlechtem Emmentaler: Mehr Löcher als Käse, es gibt Beispiele ohne Ende und zu wenig Geld für Forschung in dieser Richtung.

In homöopathischen Nachschlagewerken werden drei bis vier Verlässlichkeitsstufen angeführt.

Die Anwendung von Kräutern speziell bei Kindern

Dass Medizin bitter und nach Bestrafung schmecken muss, wissen wir alle aus eigenen Erfahrungen mit Lebertran oder Tausendguldenkrauttee. Dieser darf, wie manche andere Tees, nur kalt angesetzt werden, aber auch dann ist er nicht gerade ein Genuss. Die Zubereitung der Tees ist nicht nur für den Geschmack, sondern auch für die Wirkung wichtig.

Gegen jede Krankheit ist ein Kräutlein gewachsen – leider sind die meisten für Kinder zu bitter.

Kräuter, die auch für Kinder annehmbar schmecken In vielen Fällen findet man mit den passenden Globuli das Auslangen. Hier hat man kein Problem mit der Einnahme. Ergänzend, vor allem unter dem Aspekt der Flüssigkeitszufuhr, können Tees gegeben werden.

Tee, der auch Kindern schmeckt

Ein harmloser, nicht medizinisch wirkender Mischtee besteht beispielsweise aus Himbeerblättern, Erdbeerblättern, Brombeerblättern und Eisenkraut zu gleichen Teilen gemischt.
Um geschmacklich nicht ansprechende Getränke attraktiver zu machen, kann man mit einem Tropfen Vanilleextrakt oder einer Prise Zimt nachhelfen. Süßen Geschmack erhält man durch Süßholzwurzeltee, Lakritze oder Stevia (siehe Kapitel 8, Seite 89). Süßholzwurzeltee soll nur gemeinsam mit anderen Teesorten verabreicht werden, nicht als Einzeltee.

Nachfolgend finden Sie eine Übersicht über Wirkung und Anwendung verschiedener Kräuter. Diejenigen Pflanzen, die vor allem homöopathisch verwendet werden, sind hier absichtlich nicht angeführt (siehe Kapitel 13, S. 184, Arzneimittelverzeichnis). Dazu zählen z. B. Arnika, Ringelblume (Calendula), Johanniskraut, Veilchen, Gänseblümchen und andere.

Name	Anwendung, Wirkung	Pflanzenteile, Zubereitung	Anmerkungen
Aloe vera	Entgiftend, abführend, immunstärkend	Saft aus dem Mark, je nach Verdünnung bitter	Siehe Seite 65 – Cocktail
Anis (Pimpinella anisum)	Husten, Blähungen	Früchte oder Samen; als Tee oder Gewürz	In Teemischungen ideal
Augentrost (Euphrasia officinalis)	Auge, Schnupfen, Husten	Kraut; als Tee	Siehe Kapitel 11, Seite 125.
Bärentraube (Arctostaphylos uva-ursi)	Harnwege	Blätter; Tee ca. 6 Stunden lang kalt ansetzen	Siehe Kapitel 11, Seite 155
Eibisch (Althaea officinalis)	Atemwege, Schleimhäute, Husten, Magen, Darm	Wurzeln; Tee ca. ½ Stunde kalt ansetzen, abseihen	Siehe Kapitel 11, Seite 137
Eisenkraut (Verbene)	Vielfältig, mild blutreinigend	Kraut; als Tee	In Mischtees
Eukalyptus (Eucalyptus globulus)	Lunge, Husten	Blätter; Tee, Öl	Siehe Kapitel 11, Seiten 134, 137
Holunder (Sambucus nigra)	Ausscheidung, Schweiß, Lunge	Blüten; mit kochendem Wasser übergießen	Kann Asthmaanfälle auslösen

Name	Anwendung, Wirkung	Pflanzenteile, Zubereitung	Anmerkungen
Kamille (Matricaria chamomilla)	Nerven, Schleimhäute, Magen	Blüten; heiß überbrühen, nicht zu stark zubereiten	Kann Erstreaktionen auslösen
Linde (Tilia)	Schweiß	Blüten; als Tee	In Mischungen
Melisse (Melissa officinalis)	Magen; nervenberuhigend	Blätter; als Tee	In Mischungen mit Minze und Kamille
Pfefferminze (Mentha piperita)	Magen, Darm, Schleimhaut, Hals	Blätter; als Tee	Allein oder in Mischungen, nicht zu stark zubereiten
Rosmarin (Rosmarinus officinalis)	Kreislauf, Energie; anregend	Kraut; Tee, Gewürz	Nicht abends geben
Spitzwegerich (Plantago lanceolata)	Husten, Schleimhäute	Sirup, im Handel erhältlich	Bei trockenem Husten
Süßholz (Glycyrrhiza glabra)	Husten, Magen; schleimlösend	Wurzel; Tee schmeckt süßlich, süßt andere Tees	Nicht allein, sondern zu anderen Tees dazugeben
Thymian (Thymus vulgaris)	Husten, Magen	Blätter; als Gewürz, Sirup oder ätherisches Öl	
Wacholder (Juniperus communis)	Magen, Leber; entgiftend	Beeren; kauen oder im Sauerkraut verwenden	Gut, wenn das Kind den Geschmack mag

Zubereitung von Tee

Wenn nicht anders angegeben, Pflanzenteile mit kochendem Wasser übergießen und 10 Minuten ziehen lassen. Lieber zu wenige als zu viele Pflanzenteile verwenden! Hoch qualitative Tees sind sehr aromatisch, man darf davon nur eine Prise auf einen Liter Wasser nehmen. Ist ein Tee bitter, wurde meist zu viel Kraut verwendet.

Wie sicher sind Pflanzenextrakte und Kräutermischungen?

Pflanzenextrakte fallen nicht unter das Arzneimittelgesetz. Deshalb werden vom Gesetzgeber hier keine strengen Kontrollen gefordert, so wie bei chemischen Arzneimitteln. Es besteht daher die Gefahr, unwirksame, verunreinigte oder mit Giftstoffen versehene Produkte zu erhalten. Vereinzelte Skandale in den letzten Jahren, teilweise mit

Todesfällen, bezeugen diese traurige Tatsache. Dazu ein Beispiel: In meiner Kindheit hatten wir eine Nachbarin, die schwer asthmaleidend war. Sie hatte von einem indischen Wundermittel gehört und meinen Vater gebeten, ihr dieses zu besorgen, da sie mit den Formalitäten überfordert war. Einige Jahre ging es ihr mit dem dunkelroten, mystisch riechenden Saft viel besser – bis er aus dem Verkehr gezogen wurde, da er Cortison enthielt.

Schutz vor schädlichen oder unwirksamen Produkten

Unwirksamkeit wäre zwar das geringere Übel, ist aber auch nicht erstrebenswert. Ob ein Produkt schädlich ist, kann man nur über Analysen im Labor feststellen. Wenn Sie folgende Empfehlungen beachten, können Sie das Risiko zumindest minimieren:

- Halten Sie sich an altbewährte Marken oder Firmen. Meist haben diese eigene Qualitätskontrollen oder den Ehrgeiz, ihren guten Ruf zu bewahren.
- Wenn es möglich ist, sehen Sie sich die Firma oder den Betrieb und die Leute, die dort arbeiten, persönlich an – dies ist bei kleinen Betrieben durchaus machbar.
- Seien Sie vorsichtig bei Billigangeboten oder Discountern im Internet. Qualität hat normalerweise ihren Preis. Allerdings sind sehr teure Produkte mit Heilsversprechen, vor allem aus Billigländern, verdächtig.
- Achten Sie auf eine präzise Deklaration der Inhaltsstoffe.
- Vergleichen Sie nach Möglichkeit die Preise.

Homöopathie – die große Macht der kleinen Globuli

Was immer Sie über Homöopathie gehört haben – vergessen Sie es für einen Augenblick. Nur zwei Prinzipien sind wesentlich: Information und Energie.

Als Samuel Hahnemann vor gut 200 Jahren seine geniale Entdeckung machte, wusste die Welt noch nichts von Informatik. Heute, im Computerzeitalter, weiß jedes Kind darüber Bescheid, und wir alle leben damit. Einige Prinzipien der Informatik gelten auch für die Homöopathie. Damit diese wirkt, muss das Arzneimittel dem Körper möglichst exakt diejenige Information zur Verfügung stellen, die er zur Mobilisierung seiner Selbstheilungskräfte benötigt. Damit diese Kräfte in Gang gebracht werden, ist es aber auch notwendig, die Information mit Energie zu koppeln. Wie bei einem Computer: Die Daten brauchen Strom – und umgekehrt: Strom ohne Daten macht noch keinen Computer aus.

Die richtige Information in den Globuli – die Arzneimittelprüfung

Trinken Sie eine Tasse Kaffee, erleben Sie die Erstwirkung der darin enthaltenen Substanz. Es ist bekannt, dass Kaffee ziemlich breit auf unser vegetatives Nervensystem wirkt: Angeregte Stimmung, geistige Wachheit, Herzklopfen, Schwitzen und vieles mehr. Weitere Effekte sind von der Dosis abhängig – die angenehmen steigern sich zu unerwünschten Wirkungen, beispielsweise zur Schlafstörung. Nun zur „Informatik" in der Homöopathie: Leidet ein Patient an einer Schlafstörung, die dem „Vergiftungsbild" des Kaffees ähnelt, wird ihn homöopathisch aufbereiteter Kaffee, also Coffea C 30, heilen.

Vielleicht haben Sie schon einmal, ohne es zu wissen, eine Arzneimittelprüfung durchgeführt – etwa bei der ersten Zigarette, ziemlich sicher bei der ersten Tasse Kaffee.

Sie sehen: Heilend wirkt diejenige Substanz, die beim Gesunden die analogen Symptome hervorruft. Dies formulierte Samuel Hahnemann 1776 in seiner Ähnlichkeitsregel:

> *Ähnliches werde durch Ähnliches geheilt – Similia similibus curentur*
> Samuel Hahnemann, 1776

Diese geniale Entdeckung wurde bis heute millionenfach nachvollzogen. Offenbar handelt es sich bei der Entdeckung um ein großes Licht, denn nur selten waren die Augen so genannter Wissenschaftler so verblendet wie in diesem Fall. Ähnlich war es vielleicht vor gut 500 Jahren beim Streit über die Gestalt der Erde.

Kenntnis über die Wirksamkeit von Medikamenten erhält man also durch die Arzneimittelprüfung. Dabei nimmt ein gesunder Mensch den Prüfstoff so lange ein, bis er deutliche Symptome verspürt – körperlich und psychisch. Diese Symptome werden notiert; je nach Mittel und Wiederholung der Gaben sind sie über einen Zeitraum von ein paar Tagen bis zu einigen Monaten beobachtbar.

Hier haben wir für die Anwendung der Globuli gleich eine wichtige Regel:

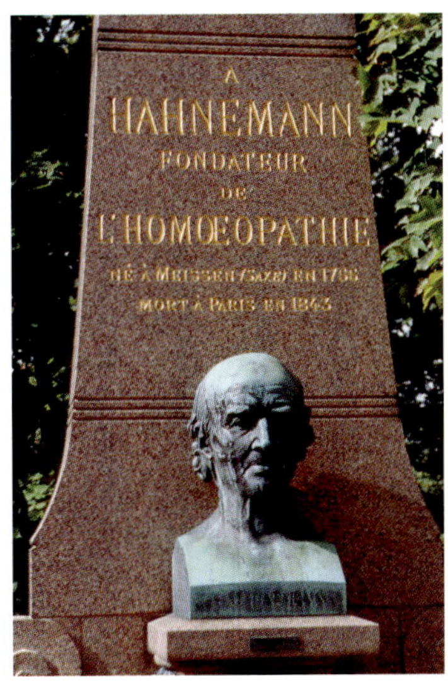

Hahnemanns Grabmal

Man nimmt ein Mittel nur so lange ein, bis eine Reaktion eintritt. Nimmt man es länger, kann es zu Überdosierungen kommen!

„Homöopathie-Informatik" kurz gefasst Die Arzneimittelprüfung am Gesunden ist die Basis für die Anwendung der homöopathischen Mittel: Gesunde nehmen ein Mittel ein und beobachten die bei ihnen auftretenden Symptome. Die gesammelten Informationen mehrerer Testpersonen ergeben ein so genanntes Arzneimittelbild. Darin zeigt sich die Wirkrichtung des Mittels, beispielsweise dass bei Nux vomica der Magen-Darm-Trakt betroffen ist. Die Heilerfahrungen bestätigen die Testergebnisse, sodass im Laufe der Jahre das Bild des Heilmittels immer klarer wird. Es zeigt sich, ob ein Mittel eher akut oder eher chronisch wirkt, welche Organe es beeinflusst oder ob es mehr bei Männern oder mehr bei Frauen anspricht.

Die Energie des Mittels – das Geheimnis der Potenzierung

Trotz der Erkenntnisse der Atomphysik liegt das, was bei der homöopathischen Potenzierung passiert, immer noch im Dunkeln. Einige Studien haben nachgewiesen, dass das rhythmische Verschütteln, das beim Potenzieren erfolgt, einen Effekt haben muss, denn potenzieren heißt nicht nur verdünnen, sondern ist ein bestimmter, erstmals von Hahnemann beschriebener Vorgang.

Was ist Potenzierung?

In kurzen Worten zusammengefasst bedeutet Potenzierung, dass der Rohstoff, in flüssiger Form Urtinktur genannt, mit Potenzieralkohol verdünnt und anschließend rhythmisch verschüttelt wird. Bei einer Verdünnung von 1 : 100 entstehen die von Hahnemann ursprünglich verwendeten C (= Centesimalpotenzen). Heute sind auch D (= Dezimalpotenzen) und andere gebräuchlich.

Wie schnell einzelne Potenzen wirken Durch den Potenzierungsvorgang wird ein giftiger Rohstoff ungiftig. Zu Hahnemanns Zeit verwendete man zahlreiche giftige Arzneien, sodass die Kranken sehr unter Nebenwirkungen zu leiden hatten. Ein zweiter Vorteil ist die Aufbereitung der in der Substanz enthaltenen Information. Die Kamille beispielsweise hat als Tee sicher wohltuende, beruhigende Eigenschaften. Als C 200 wirkt sie jedoch nicht nur auf den Magen, sondern umfassend auf ein so komplexes Geschehen wie Zahnungsfieber beim Säugling. Fieber, Schmerzen, Durchfall und alle anderen Symptome werden durch eine einzige Substanz wie mit einem Generalschalter beseitigt. Und das mit der Geschwindigkeit einer Beruhigungsspritze. Dieser Idealfall tritt dann ein, wenn die Information so perfekt passt wie ein Schlüssel zum Schloss.

Potenz und Wirkung des Arzneimittels

- *Niedrige Potenzen:* von der Urtinktur bis C/D 12
  Wirken langsam, innerhalb von Stunden bis Tagen
- *Hohe Potenzen:* C/D 30 und höher
  Wirken innerhalb von Minuten bis Stunden

Das Tempo, mit der die Wirkung eintritt, ist vom Patienten mit seiner individuellen Reaktionslage, von der Schwere der Krankheit und von der Potenz des Mittels abhängig.
Faustregel:
Wenn es nicht sehr eilig ist, halten Sie sich an mittlere Potenzen – C 6 bis C 12. Muss es schnell gehen, sollten Sie C 30 oder C 200 nehmen.

Allopathie und Homöopathie

Allopathie	**Homöopathie**
Dosis-Wirkungs-Bezug	Impuls wirkt dosisunabhängig
„Anti“-Prinzip	Ähnlichkeitsprinzip
Nur Symptombekämpfung ohne Bezug zur Gesamtheit des Menschen	Symptombekämpfung und ganzheitliche Betrachtungsweise, Bezug zur Ursache des Leidens

Von herkömmlichen Medikamenten sind wir gewohnt, in Milligramm oder anderen Mengenangaben zu denken, ergibt sich die Wirkung eines Medikaments doch aufgrund der so genannten Dosis-Wirkungs-Kurve.
Bei einer allopathischen Behandlung wird ein Mittel eingenommen, das aufgrund seiner Menge im Blut oder in anderen Körperflüssig-

Allopathie oder Homöopathie – welchen Weg der Heilkunde man einschlägt, sollte man so früh wie möglich für sich selbst entscheiden. Eltern sollten die Entscheidung für ihr Kind möglichst schon in der Schwangerschaft treffen.

keiten wirkt, bis es durch den Stoffwechsel abgebaut und ausgeschieden wird. Die Wirkung ist damit zu Ende, man muss es neuerlich einnehmen.

Der zweite wichtige Aspekt der Homöopathie ist (neben dem Ähnlichkeitsprinzip) die ganzheitliche Betrachtungsweise – nicht nur die störenden Schmerzen werden behandelt, sondern alles das, was dem Kranken zu seinem Leiden einfällt, wird mit einbezogen, vorrangig die Seele, das Umfeld und die Verursachung der Krankheit.

Nachdem wir unsere Immuntreppe kennen, werden wir das leichtfertige „Einwerfen" chemischer Mittel kritischer betrachten als bisher. Aber es gibt noch einen anderen vorteilhaften Aspekt der sanften Medizin:

Werden Krankheiten mit chemischen Medikamenten behandelt, erfolgt die Auswahl der Mittel aufgrund der gestellten Diagnose. Kopfschmerzen erfordern Schmerzmittel, Rheuma Antirheumatika und Husten Antitussiva. Aus der Vorsilbe „anti-" ist ersichtlich, dass es sich um Gegenmittel handelt. Fieber wird mit einem Antipyretikum behandelt, also einem fiebersenkenden Stoff. Mit diesen Mitteln wird aufgrund einer biochemischen Reaktion im Körper das uns störende Symptom gemildert oder beseitigt. Es ist beispielsweise wenig interessant, warum jemand Kopfschmerzen bekommt – Hauptsache, das Mittel beseitigt sie. Ein Verfahren, das wir als symptomatische Therapie, also als die Beseitigung von Symptomen, bezeichnen.

Die homöopathische Behandlung

Wichtig für die homöopathische Behandlung

1. Erst beobachten, dann handeln
2. Mit dem Arzt eine komplette Krankengeschichte erarbeiten

Beobachten und nochmals beobachten! Gerade in der sanften Medizin ist die Beobachtung des Patienten und seiner Krankheitssymptome besonders wichtig. Jeder, der schon einmal bei einem Homöopathen war, wundert sich über die Fragen und die Ausführlichkeit, mit der die Krankengeschichte aufgenommen wird. Nach einer vom Schulmediziner gestellten Diagnose erfordert die Verschreibung eines fiebersenkenden Antibiotikums nur wenige Sekunden. Anders in der

Homöopathie – hier müssen die Gesamtheit der Krankheitssymptome, aber auch die Ganzheit des Menschen berücksichtigt werden. Die homöopathische Krankengeschichte ist eine Gemeinschaftsarbeit von Patient, Mutter/Vater und Arzt.

Oft stehen die Väter bei Krankheiten am Rande. Es ist jedoch hilfreich, wenn sie Mutter und Kind in die homöopathische Praxis begleiten!

Ohne Beobachtung keine Symptome, ohne Symptome kein Heilmittel

Daher – beobachten wie Inspektor Columbo:

- Was ist besonders auffallend?
- Gibt es eine eindeutige Ursache?
- Was ist anders als sonst?
- Wie schnell und in welcher Reihenfolge entwickeln sich die Beschwerden?
- Die Gesichtsfarbe – besonders blass oder rot?
- Die Temperaturempfindung – ist dem Kind warm oder heiß, fröstelt es oder hat es sogar Schüttelfrost? Wie ist es mit Schwitzen?
- Will es sich zu- oder abdecken?
- Aussehen von Augen, Lippen, Zunge?
- Wie ist die Haltung des Kindes?
- Wie ist die Stimmung: besonders ruhig – unruhig – mürrisch – zornig – anhänglich – weinerlich?
- Was verlangt der kleine Patient spontan?
- Wie sind Durst und Appetit?
- Wie steht es mit Harn und Stuhl, Übelkeit oder Erbrechen?
- Gibt es Begleiterscheinungen bei den Beschwerden?

Was tut der Inspektor noch im Weggehen? „Ich hätte da noch eine Frage …" Wenn man meint, schon alles gesehen zu haben, lohnt oft noch ein kurzer Blick zurück. Dabei kommen manchmal die wichtigsten Informationen zu Tage!

Aufgrund der Auswertung der Krankengeschichte erstellt der Homöopath einen Therapieplan. Gerade bei chronischen Krankheiten geht nicht alles auf einmal. Die Natur muss die Treppen ja erst wieder bergauf gehen!

Achtung! Auch nach dem Beginn der Behandlung ist Beobachtung wichtig. Sicher sind Sie vom Arzt darüber informiert worden, was zu beachten ist: Sie wissen, wann, wie oft und wie lange Sie ein Mittel geben sollen. Sie wissen, wie Sie sich im Akutfall verhalten sollen und wie Sie Ihren Arzt erreichen.

Oft scheitern Behandlungen nicht am richtigen Medikament, sondern an mangelnder Koordination. Klären Sie dies frühzeitig mit Ihrem Arzt.

Jede Symptomänderung nach Gabe eines Mittels muss beachtet und beim nächsten Arztbesuch erwähnt werden.

Haben Sie Ihrem Kind das vom Arzt verschriebene Mittel gegeben, ist zunächst Geduld angesagt; nicht immer gelingt alles sofort. Die Homöopathie ist eine schwierige Materie und auch noch kein abgeschlossenes Lehrgebäude. Deshalb kann es gerade für Ihr Kind auch einmal einen „Versager" geben – oder das Mittel, das Ihr Kind benötigt, existiert noch nicht. Seien Sie offen zu Ihrem Arzt, sagen Sie, wenn Sie etwas stört. Dadurch schaffen Sie eine langfristige Vertrauensbasis, die Ihrem Kind nützt. Geben Sie Mittel nicht willkürlich und nicht ohne Rücksprache, und wenden Sie keine andere Therapie an, die die Symptomatik verändert. In Büchern Mittel nachzulesen, kann in die Irre führen, da man bevorzugt das sieht, was man weiß und dadurch auf eine falsche Fährte gelockt wird. Bleiben Sie also unvoreingenommen, wie Hahnemann es empfohlen hat.

Unterschiedliche Angaben – Homöopathie aus dem Kochbuch

Rezepte in Kochbüchern lassen verschiedene Angaben zu. So hat man vor 100 Jahren anders gekocht als heute. Es gab eben eine Entwicklung in der Kochkunst – genauso und noch schlimmer ist es bei den Naturheilverfahren. Nicht nur die zeitliche Entwicklung, sondern auch die unterschiedlichen Erfahrungen der einzelnen Ärzte führen zu ziemlich differierenden Angaben. Jeder Homöopath ist ein eigener Hahnemann! Und konsultiert man drei Ärzte, hat man mindestens fünf Meinungen.

Die hier gegebenen Empfehlungen orientieren sich an international anerkannten Standards und sollen Ihnen helfen, sich im Dschungel der Empfehlungen zurechtzufinden.

Dosierung und Reaktion auf das Mittel

Eine Gabe besteht aus fünf Globuli, die man unter der Zunge zergehen lässt. Falls dies bei Kindern nicht möglich ist, gibt man sicherheitshalber zehn Globuli und lässt sie im Mund zergehen.

Wie oft geben? Bei akuten Beschwerden grundsätzlich eine Dosis geben, also das Mittel nur einmal verabreichen, dann die Reaktion abwarten.

- Bei Besserung: Nichts mehr geben
- Keine Besserung in angemessener Zeit: Das Mittel war nicht richtig gewählt – durch einen Homöopathen ein besseres Mittel suchen lassen

Bei chronischen Krankheiten sind die Dosierungsrichtlinien komplizierter und sollten Ihnen vom Arzt verordnet werden.

Erstreaktion: Leichte Verschlechterung der bestehenden Beschwerden für kurze Zeit. Das ist eher ein positives Signal.

Gegenmittel: Starke ätherische Öle wie Menthol oder Kampfer können die Wirkung der Globuli abschwächen. Zahnpasten sind höchstens bei überempfindlichen Menschen ein Problem.

Haltbarkeit und Ablaufdatum In einigen Ländern hat der Gesetzgeber in den letzten Jahren auch bei homöopathischen Mitteln ein Ablaufdatum eingeführt – obwohl ab der Potenz C 12 von der betreffenden Substanz nichts mehr nachweisbar ist. Tatsache ist, dass selbst Globuli aus der Zeit von Hahnemann immer noch wirken.

Potenzen Gängige Potenzen sind C 12 oder D 12. Für eine rasche Wirkung ist aber eine Potenz von 30 oder 200 erforderlich.

Lieber nicht ...

- Anweisungen befolgen wie zum Beispiel: „Mittel XY 3 × täglich 2 bis 4 Wochen lang einnehmen". Die Einnahme von Heilmitteln ohne Kontrolle kann zu Überdosierung und „Arzneimittelprüfung" (siehe Seite 21) führen!
- Unkontrolliert mehrere Mittel oder Komplexpräparate geben – man muss immer die Reaktion des Patienten auf das Mittel beobachten!
- Chronische Krankheiten in Eigenregie behandeln. Ohne Ausbildung kann man nicht einmal beim Rasenmäher oder beim Computer einen Defekt beheben. Der menschliche Körper ist um vieles komplexer!

Die homöopathische Hausapotheke

Die folgenden Mittel in den bewährten C-Potenzen sollten Sie in Ihrer Hausapotheke vorrätig haben, um bei Beschwerden Ihres Kindes zumindest erste Maßnahmen setzen zu können.

Mittel, bei denen eine rasche Wirkung erwünscht ist, sollte man in C 200 oder C 30 besitzen. Es ist kein Luxus, mehrere Potenzen vorrätig zu haben, um im Einzelfall entscheiden zu können. Akutverordnungen gelingen am besten in Abstimmung mit dem homöopathischen Arzt, der das Kind kennt. Praktisch sind Ein-Gramm-Phiolen, die auch in Etuis zusammengefasst werden können. Sets von homöopathischen Notfall- oder Hausapotheken werden von verschiedenen Herstellern angeboten.

ABC C 200	Cuprum C 30	Opium C 12
Acidum phos. C 12	Drosera C 12	Petroselinum C 12
Aconitum C 200	Drosera C 200	Phosphor C 30
Ammonium muriat. C 12	Dulcamara C 200	Phytolacca C 12
Antimonium crudum C 12	Eupatorium perfol. C 12	Plantago major C 200
Antimonium tartar. C 30	Eupatorium purp. C 12	Podophyllum C 12
Apis C 12	Euphrasia C 12	Pulsatilla C 12
Arnika C 200	Ferrum phos. C 12	Pyrogenium C 200
Arsenicum album C 30	Gelsemium C 12	Quillaya C 200
Arum triphyllum C 12	Hypericum C 200	Rhus tox. C 12
Belladonna C 12	Ignatia C 200	Ruta C 200
Bellis perennis C 200	Influenzinum C 200	Sabadilla C 12
Bryonia C 12	Ipecacuanha C 12	Scilla C 12
Cactus C 30	Iris C 12	Spigelia C 200
Calendula C 200	Lachesis C 12	Spongia C 30
Camphora C 12	Ledum C 200	Staphisagria C 30
Cantharis C 12	Lycopodium C 200	Sulfur C 12
Carbo vegetabilis C 30	Magnesium phos. C 12	Symphytum C 12
Causticum C 12	Magnesium sulf. C 12	Tabacum C 12
Chamomilla C 200	Medusa C 200	Urtica urens C 12
Chelidonium C 12	Mercurius solub. C 12	Veratrum C 12
China C 12	Myristica C 200	Viburnum C 30
Chloralum C 200	Natrium muriaticum C 200	Vincetoxicum C 12
Cocculus C 12	Nux vomica C 200	
Colocynthis C 12	Okoubaka C 12	

Die Pyramide der Heilverfahren

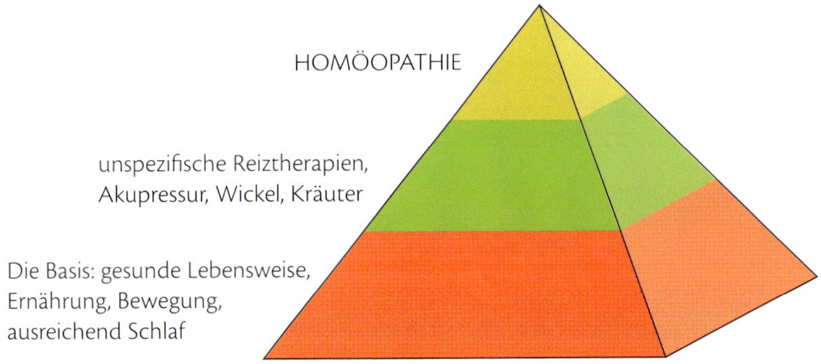

Homöopathie und Phytotherapie sind die effizientesten Methoden der sanften Medizin. Sie befinden sich deshalb an der Pyramidenspitze, denn sie decken bei richtiger Anwendung auch die anderen Methoden ab, die sich an der Basis befinden. Ich will damit nicht sagen, dass diese Methoden unnötig sind; man kann aber einige davon einsparen, wenn man Homöopathie anwendet. In den folgenden Kapiteln werden einige andere unterstützende Verfahren mit konkreten Anweisungen bei denjenigen Krankheiten erwähnt, bei denen ihre Anwendung am sinnvollsten erscheint.

Andere unterstützende Verfahren

- *Kneipp:* Die Anwendung von Wasser, Wickeln und Ähnlichem erlernt man am besten in einem Kurs. In diesem Buch finden sich vereinzelt ein paar konkrete Hinweise dazu.
- *Wadenwickel:* siehe Kapitel 4, Seite 50
- *Halswickel:* siehe Kapitel 5, Seite 61
- *Zwiebelwickel:* siehe Kapitel 11, Seite 128
- *Brustwickel:* siehe Kapitel 11, Seite 138
- *Überwärmungsbad:* siehe Kapitel 4, Seite 44
- *Überwärmungsfußbäder:* siehe Kapitel 6, Seite 68
- *Klistier:* siehe Kapitel 4, Seite 49
- *Bambuspflaster zur Entgiftung:* siehe Kapitel 11, Seite 155
- *Massage allgemein:* siehe Kapitel 9, Seite 96–97
- *Hara-Massage:* siehe Kapitel 9, Seite 97–98
- *Akupressur:* siehe Kapitel 4, Seite 50
- *Phytotherapie:* siehe Kapitel 8, Seite 92, und Kapitel 11, Seite 142, 148

Anwendungen mit Heublumen

Heublumenwickel:
Eine wichtige Begleitmaßnahme für verschiedene Krankheiten ist der Heublumenwickel – die Kombination von Kräutern mit feuchter Wärme.
Zutaten: 500 g Heublumen oder eine fertige Heublumenpackung

- Für einen kleinen Wickel gibt man die Hälfte der Heublumen in einen Kopfkissenüberzug (Größe zirka 30 × 30 cm).
- Das Kind vorbereiten und ins Bett legen, dazu ein großes Handtuch zum Einwickeln.
- Den Heublumensack in ein Sieb geben und im Dampf von kochendem Wasser etwa 2 Minuten durchziehen lassen. Das Kissen soll gut warm, aber nicht zu heiß sein. Direkt auf die Haut geben, mit einem Handtuch einwickeln und etwa 20 Minuten dort belassen.

Anwendung: Heublumenwickel wirken entzündungshemmend und durchblutungsfördernd.

Heublumenkissen:
Vorgangsweise wie beim Heublumenwickel, jedoch sollte das Kissen zirka 50 × 30 cm groß und nicht zu heiß sein. Das Kind rittlings darauf setzen (so, als würde es reiten), den hinteren Teil bis zu den Nieren hinaufziehen und mit einem Handtuch festwickeln. Zirka 20 Minuten belassen; eventuell mit einem heißen Fußbad kombinieren.
Anwendung: Erste Maßnahme bei Erkältung im Unterbauchbereich.

In einzelnen Kapiteln wird die Anwendung von Heublumenwickeln und -kissen empfohlen; besonders bewährt sind sie bei Bauchbeschwerden, bei Beschwerden in der Blasen- und Nierengegend und an der unteren Halswirbelsäule, also an den wichtigsten Energiezentren.

3 Die Seele der kleinen Persönlichkeit wahrnehmen – das erste Lebensjahr

*Drei Dinge sind uns
aus dem Paradies
geblieben: die Sterne
der Nacht, die Blumen
des Tages und
die Augen der Kinder*
Dante Alighieri,
italienischer Dichter,
1265–1321

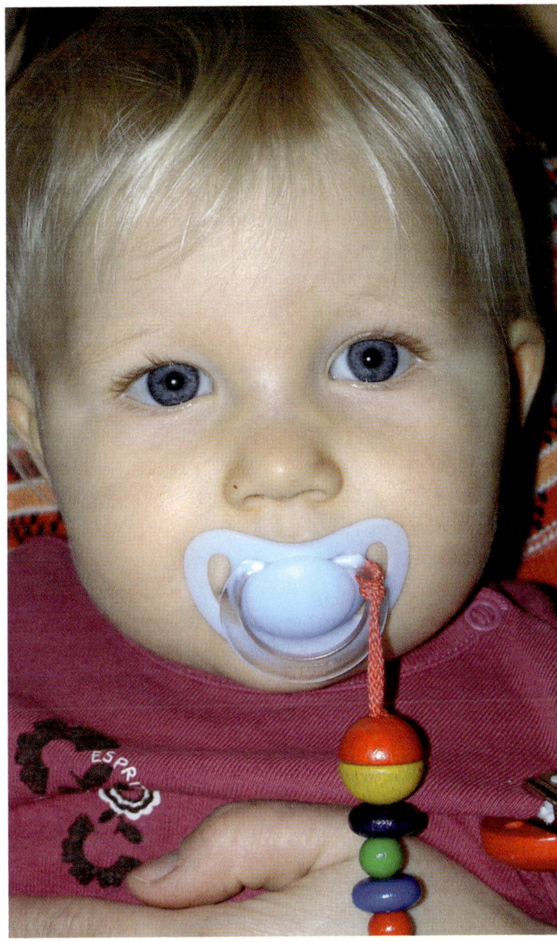

Der neue Erdenbürger – das beste Heilmittel ist Mutterliebe von Anfang an.

Die kleine Persönlichkeit – Seele und Körper

Dass der Mensch eine Seele ist und einen Körper hat, wird uns am Anfang und am Ende unseres Lebens am deutlichsten. Diese Tatsache gerät im Laufe unseres Lebens manchmal in Vergessenheit, was nicht selten dazu führt, dass wir krank werden. Wie hat es Samuel Hahnemann, der Schöpfer der Homöopathie, formuliert? Wir werden krank durch die „Verstimmung der Lebenskraft". Dadurch werden auch unsere Augen als Spiegel der Seele im Laufe unseres Lebens trüber. Dass eine Erkrankung vor allem seelische Ursachen hat, wird aus dem Gesamtwerk Hahnemanns klar und durch die moderne Psychosomatik bestätigt.

Obwohl klein und erst einige Stunden alt, haben wir von Anfang an eine eigenständige Persönlichkeit vor uns. Diese will ernst genommen, aber auch liebevoll geformt werden – ein Prozess, den Eltern oft als mühsam empfinden und der altmodisch als Erziehung bezeichnet wird.

Eine Mutter, über die Eigenschaften ihres dreijährigen Jungen befragt, beschreibt diese so: „Er ist ungeheuer willensstark. Er kann dickköpfig sein, dass man meint, man würde gegen eine Mauer anrennen. Das war aber schon immer so, seit der Geburt. Und schon im Mutterleib hat er protestiert und manchmal Schluckauf gehabt." Diese Charakteristik, zusammen mit den körperlichen Beschwerden, nämlich Pylorospasmus, führte zur Verordnung des heilenden Mittels – Cuprum metallicum. Metallisches Kupfer passt in der Homöopathie zu Menschen, die einerseits sehr liebesbedürftig, anschmiegsam und warmherzig sind, andererseits aber auf vielen Ebenen sehr verkrampft sind – und auch einen verkrampften Magenausgang haben können.

Schutz vor Unterkühlung des Neugeborenen: der beste Schutz ist, wie bei den Naturvölkern, der Körperkontakt zur Mutter.

Was wir unseren Kindern mitgeben Es ist uns nicht immer bewusst, aber die kleine Persönlichkeit hat schon vor der Geburt alles von uns Eltern mitbekommen: Körperbau, Aussehen, Charakter, Biorhythmus, Immunsystem und nicht zuletzt die Darmflora. Manchmal wundern wir uns über unser Kind, aber bei näherem Hinsehen entdecken wir einen Teil von uns selbst in ihm. Das Wichtigste, was das Neugeborene von Anfang an braucht, ist Nestwärme – seelisch wie körperlich.

Homöopathische Behandlung nach der Entbindung

Für die Mutter:

- Bei Erschöpfung mit Zerschlagenheitsgefühl **Arnika C 200**
- Falls nachher noch Unterleibsschmerzen spürbar sind **Calendula**
- Bei Schwäche und/oder Kopfschmerzen in den ersten Tagen nach der Entbindung **China**

Anschließend je nach Beschwerden das vom Homöopathen individuell gewählte Mittel.

Für das Kind:
Ebenfalls eine Dosis **Arnika**

Bei Besserung oder wenn das Kind friedlich einschläft: nicht wiederholen! Wiederholen dann, wenn die Besserung nach einigen Stunden nachlässt und sich dasselbe Bild bietet.
Arnika unterstützt auch die Rückbildung der Kopfgeschwulst. Diese sollte sich innerhalb einiger Wochen zurückbilden.
Frühgeborene erleben auf der Intensivstation bis zu etwa 14 Eingriffe pro Tag, wie Blutabnahmen oder andere Tests. Danach sind Mittel wie Aconitum, China, Acidum phos. und andere hilfreich, die aber vom Homöopathen ausgewählt werden müssen.

Für Mutter und Kind:
Nach einem Kaiserschnitt, wo die Nachwirkungen der Narkose das Kind in einen Dämmerschlaf versetzen, ist hilfreich für Kind und Mutter **Opium C 12**

Zusätzliche Maßnahmen:
Dankbar sind die meist kalten Füße von Mutter und Kind, wenn sie mit einem heißen Lavendelfußbad oder mildem Lavendelöl erwärmt werden.

Das Leben sitzt im Darm – von Anfang an die beste Kost

Ab dem ersten Schrei, der unser Leben einleitet, funktionieren die lebenswichtigen Abläufe automatisch. Unterstützung brauchen wir nur dort, wo wir zum gesunden Gedeihen selbst beitragen müssen – bei der richtigen Ernährung.

Während der Schwangerschaft bezieht das Kind seine Nahrung von der Mutter, hat aber bereits seine eigene kleine Mikrobiologie in der Darmschleimhaut. Von der Geburt an wird diese Darmflora recht schnell mit Stoffen von außen konfrontiert. Lange Zeit war die Darmflora ein vollkommen unbekanntes Wesen, das erst in den letzten Jahren langsam das Interesse der Forschung auf sich zieht. Eines ist mittlerweile klar geworden: In der Schleimhaut des Verdauungstraktes befindet sich ein riesiges Immunorgan. Es macht etwa 70 Prozent des gesamten Immunsystems aus. Würde man alle kleinen Zotten und Einbuchtungen des Darmes auf einer Fläche ausbreiten, wäre sie beim Erwachsenen so groß wie ein Tennisplatz.

Mit konzentrierter Heilnahrung die Abwehr aufbauen Das Leben ist lebensgefährlich – vom ersten Tag an. Heute sind es nicht mehr große Seuchen, die unsere Babys bedrohen. Es sind die Auswirkungen des zivilisierten Lebens; dazu zählt auch die sterile und damit nicht optimale Ernährung.

Eine gesunde Lebensweise sowie die Abstinenz von Giftstoffen wie Nikotin und Alkohol während der Schwangerschaft verhelfen dem Nachwuchs zu einem kräftigen Immunsystem.

Für das Baby bietet die Natur gleich von Beginn an die beste Heilnahrung: Kolostrum. Dieses wird nur in den ersten drei Tagen nach der Geburt produziert. Es enthält hoch konzentrierte, in dieser Form einzigartige Wirkstoffe, die einem natürlichen Vitalcocktail entsprechen: Vitamine, Mineralien, Aminosäuren, Wachstumsfaktoren, Immunglobuline und Immunregulatoren, in Summe über 70 Einzelsubstanzen in einer von der Natur genial zusammengesetzten Komposition. Nicht umsonst wird Rinderkolostrum unterstützend bei verschiedenen Krankheiten eingesetzt.

Muttermilch – die beste Heilnahrung Normalerweise kommt zu Beginn nur die hochwertige Vormilch aus den Milchdrüsen. Die Natur hat es so eingerichtet, dass das Neugeborene erst nach einem halben

Kolostrum – um dem Baby schnellstens die besten Vitalstoffe zuführen zu können, ist das sofortige Anlegen an die Brust entscheidend. Außerdem gibt es keine intensivere Versorgung des Kindes als beim mütterlichen Körperkontakt.

Tag Nahrung erhält. Auch die Zusammensetzung der Muttermilch ist ein wohl überlegter Mechanismus der Natur.

Unterstützung der Milchbildung

Tee:
Je ein Teil Hopfen, Melissenblüten und Holunderblüten, dazu je eine Prise Fenchelsamen und Anis.

Homöopathische Behandlung:

- Die Milchbildung anregend **Urtica urens C 12**
- Wenn die Brüste geschwollen sind und wenig Milch fließt, bei eher sensiblen Frauen **Pulsatilla C 12**
- Versiegt die Milch durch Stress, Ärger und Aufregung **Chamomilla C 12**

Probleme beim Stillen

Speikinder – Erbrechen Ausspucken nach einer Mahlzeit kann eine Zeitlang durchaus harmlos sein. Meist hat das Kind zu schnell oder zu viel getrunken – weil Mütter es immer gut meinen. Versuchen Sie von Anfang an, das Tempo zu drosseln. Es ist ganz normal, dass Kinder die Lust des guten Geschmacks immer schnell und ohne Ende genießen wollen. Bauchprobleme können auch durch eine Nahrungsunverträglichkeit hervorgerufen werden.

Den Arzt sollten Sie aufsuchen, wenn Ihr Baby drei Wochen lang weniger als 150 Gramm pro Woche zunimmt!

Problematisch sind eine Gewichtszunahme unter 150 Gramm pro Woche (bis zum 6. Monat), heftiges Erbrechen oder Fieber.

Unverträglichkeit von Muttermilch Oft liegt die Muttermilchunverträglichkeit an einer ungünstigen Ernährung der Mutter: etwa zu viel Milch, Genussmittel, blähende Speisen oder Gewürze.

Homöopathische Behandlung

Bei Stillproblemen:

- Erbrechen von Milch bei Säuglingen mit mehr oder weniger Anstrengung und Bauchbeschwerden, eventuell mit Koliken und Durchfall, das Kind ist allgemein beeinträchtigt **Aethusa cynapium C 12**
- Erste Maßnahme bei Brustverhärtung, Knoten in der Brust und Schweregefühl **Phytolacca C 12**
- Bei Hitze, Röte und Schwellung der Brust, bei eventuell beginnender Hitze zum Kopf und Fieberanstieg **Belladonna**

Pflege der Brustwarzen Normalerweise bietet die Natur automatisch alles, was für einen einwandfreien Ablauf des Stillens erforderlich ist. Spezielle Drüsen rund um die Brustwarze sondern eine ölartige Substanz ab, die die Haut geschmeidig erhält und antibakteriell wirkt. Bei sehr trockenen Brustwarzen ist Lanolin meist ausreichend. Cremes mit pflanzlichen Inhaltsstoffen, beispielsweise Ringelblume, können zu allergischen Hautausschlägen führen. Tragen Sie diese Cremes deshalb versuchsweise an einer anderen Stelle auf und warten Sie ein paar Stunden lang eine mögliche Reaktion ab.

Der direkte Kanal von der Mutter zum Kind Bekanntlich finden sich Stoffe, die die Mutter aufnimmt, zu einem gewissen Teil in der Muttermilch. Medikamente, Homöopathika oder auch Tees können das Kind auf diese Weise beeinflussen. Dass Nikotin verheerende Folgen für das Kind hat, wird leider zu wenig berücksichtigt – dem Kind wird dadurch von Anfang an eine schwere Belastung auferlegt. Wer das bagatellisiert, weil er süchtig ist, belügt sich selbst und belastet das Kind erheblich.

Erfahrungen von Müttern zeigen, dass Medikamente und auch Homöopathika, die von der Mutter eingenommen werden, das Kind beeinflussen. Man kann dem Kind die Globuli aber ohne weiteres in den Mund geben.

Säuglingsernährung zu Beginn – vital statt steril

Am Beginn unseres Lebens sind natürlich Muttermilch oder Milchnahrung vorprogrammiert. Hier gibt es, wie oben beschrieben, bereits Ausnahmen, nämlich wenn Milch nicht toleriert wird. Die erste Erweiterung des Speiseplans besteht in milden Gemüse- oder Getreidesorten. Die Babynahrung unserer Vorfahren am Land war der so genannte „Tsuts": Dazu wurde fein gemahlenes Weizenmehl zu einem speziellen Milchbrot verbacken. Das weiche Innere des Brotes gab man in einen kleinen Leinenbeutel, der mit einer Schnur verschlossen wurde. Das Ganze ähnelte einer Mohnkapsel. Es wurde dem Säugling

zum Lutschen (österr. und süddeutsch: zum Auszuzeln; daher der Name) gegeben. Durch das Lutschen wurden die wertvollen Stoffe des Getreides gut mit dem Speichel vermischt und im Mund vorverdaut. Ein Vorteil des Tsuts ist, dass das Immunsystem im Verdauungstrakt des Kindes mit Keimen konfrontiert wird – es beginnt zu lernen. Dies ist der Nachteil, wenn Kleinkinder überwiegend mit Fläschchen gefüttert werden, die natürlich sterilen Brei enthalten. Dass die Öffnung der Fläschchen klein sein sollte, ist allgemein bekannt. Es ist wichtig, die immer zu gierigen Kinder zu bremsen. Auf das Füttern nicht-steriler Kost ist bei der Erweiterung der Nahrungspalette zu achten: Was aus frischen Zutaten selbst zubereitet wird, ist am wertvollsten.
Der Speiseplan sollte möglichst einfach sein – in alten Quellen wird meist Getreidebrei empfohlen. Man gibt abwechselnd Reis, Roggen, Gerste, Hafer und Hirse, außerdem Möhrensuppe und Gemüsesäfte. Fruchtsäfte führen oft zu Gärung und Unruhe im Bauch, vor allem dann, wenn verschiedene Säfte gemischt werden. Diese Kost genügt dem Baby für relativ lange Zeit. In alten Gesundheitsbüchern findet man oft die Empfehlung, vor dem vierten Lebensjahr kein Fleisch anzubieten. Auch Vollwert- oder Vollkornprodukte sind für den kindlichen Darm zu schwer verdaulich und stören mehr, als sie nutzen. Von der Natur vorprogrammiert ist auch, dass mit dem Erscheinen der Zähne eine Umstellung auf bissfeste Nahrung erfolgen soll. Es verdirbt den Instinkt, wenn zu früh Nahrungsmittel vom Tisch der Eltern zugefüttert werden, nur weil das Kind aus Neugierde alles probieren möchte.

Die ersten Akutereignisse wirksam bekämpfen

Säuglingsschnupfen

Hilfe bei Störungen sucht der kleine Organismus zunächst durch Entleeren des „Mistkübels“ – Ausscheidung über Haut oder Schleimhäute in Form von Schnupfen, Durchfall oder Erbrechen, Schwitzen und Hautausschlägen.

Das Schniefen der Säuglinge ist auf Schwellungen der Nasenschleimhaut zurückzuführen und meist nicht auf die Wintermonate beschränkt. Da die Nasenschleimhaut energetisch mit dem Darmtrakt verbunden ist, ist in diesem Fall auf die Ernährung besonders zu achten.

Behandlung mit Akupressur

Akupressur ist an folgenden Punkten hilfreich: Yintang, Di 20 und Di 4 (siehe Skizze auf der nächsten Seite).

Behandlung statt Nasentropfen:
Am besten Muttermilch mit einer Pipette in die Nase eintropfen. Vorher die Nase von oben (Nasenwurzel) nach unten ausstreichen. Reicht Muttermilch nicht aus, kann man milde ätherische Öle am Naseneingang auftragen.

Erste homöopathische Hilfestellung:
- Bei Mädchen **Pulsatilla**
- Bei Knaben **Nux vomica**

Bei anhaltenden Beschwerden ist die Findung eines Arzneimittels durch den Homöopathen erforderlich.

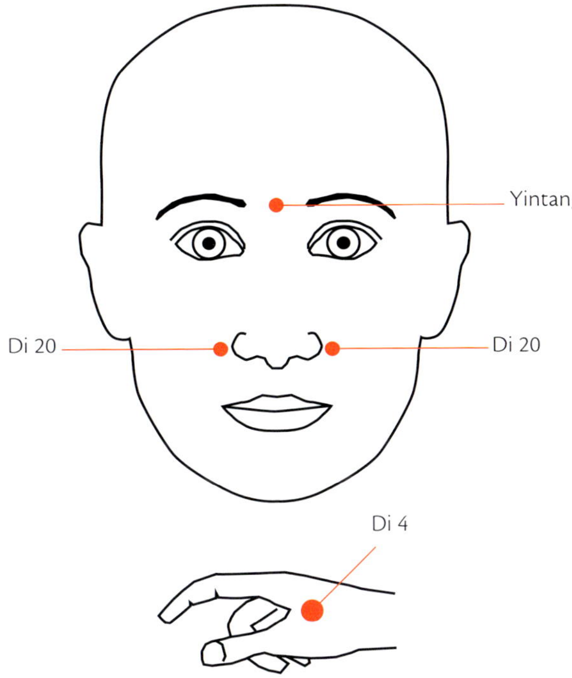

Die Punkte Yintang, Di 20 und Di 4

Durchfall

Siehe Kapitel 11, Seite 146.

Hautprobleme

Gelbsucht der Neugeborenen

Die Gelbfärbung tritt ab dem dritten Lebenstag auf und wird durch Bilirubin, ein Abbauprodukt des roten Blutfarbstoffes, hervorgerufen. Vermehrter Abbau und ungenügende Ausscheidung verursachen das Übertreten des Farbstoffes in die Haut. Üblicherweise kommt hier die Fototherapie zur Anwendung; selbstverständlich hilft auch natürliches Sonnenlicht. Falls Sie nicht genug Milch haben, geben Sie Ihrem Baby etwas Tee mit Milchzucker.

Homöopathische Behandlung

Es kommen vor allem folgende Mittel in Frage:
Phosphor, Chelidonium, China

- Erfahrungsgemäß das erste Mittel, das vor allem bei schreckhaften, nervösen, eher schlanken Kindern passt **Phosphor C 12**
- Bei quengelnden, schlaffen Säuglingen **Chelidonium C 12**
- Bei geblähtem Bauch, eher bei rundlichen Kindern **China C 12**

Dosierung: 2 × täglich 5 Globuli

Möglich sind auch eine morgendliche Gabe	**Phosphor**
und eine abendliche Gabe	**Chelidonium** oder **China**

Soor

Dieser Pilz, der sich im Darm und auf anderen Schleimhäuten sowie auf der Haut ausbreitet, kann sich bei nicht optimaler Immunabwehr entwickeln. Er liebt Zucker und ein feuchtwarmes Milieu. Hartnäckiger Befall erfordert ein ärztliches Therapiekonzept.
Befall im Mund: Weiße Beläge, die nicht wegzuwischen sind.
Befall im Windelbereich: Am Po, am Damm und in den Leisten bilden sich viele kleine Bläschen auf geröteter Haut.

Für den Anfang können nachfolgende Tipps helfen

- Unterstützung der Darmflora mit Bakterienpräparaten (in Beutelform erhältlich)
- Zur Steigerung der Abwehr Pflanzen wie Astragalus und andere Ayurveda-Mischungen (in flüssiger Form auf Glycerinbasis erhältlich) zum Einnehmen

Äußerliche Behandlung:
Die Haut mit verdünnter Molke abtupfen und gut trocknen, eventuell mit dem Föhn vorsichtig föhnen. Der Pilz verträgt trockene Hitze schlecht. Das Baby auch zeitweise ohne Windeln lassen, damit die Haut atmen kann. Ist diese trocken, kann man Ringelblumensalbe dünn auftragen.
Im Mund kann man verdünnte Ringelblumentinktur mit einem Wattestäbchen auftragen.

Homöopathische Behandlung:

- Innerlich die Nosode — **Candida albicans C 200**
  zusätzlich — **Antimonium crudum, Borax**

oder vom Arzt individuell ausgewählte Mittel.

- Erste Akuthilfe — **Calendula C 200**

Hautausschlag im Windelbereich – Windeldermatitis Dieser Ausschlag sieht aus wie kleine Schürfwunden, die Haut ist wund und rot. Ursachen dafür sind unverträgliche Materialien in den Windeln oder innere Auslöser. Beim Zufüttern von Obst kann die Fruchtsäure den Hautausschlag provozieren.

Äußerliche Behandlung

Haut trocken halten, eventuell vorsichtig mit dem Föhn trocknen. Kein Puder! Windeln nur locker anlegen, damit sich keine feuchte Kammer bildet. Ringelblumencreme dünn auftragen.

Homöopathische Behandlung:

- Bei Schmerzen durch Berührung und flächig knallroter Haut im Windelbereich **Cantharis**
- Haut nur teilweise rot und wie abgeschürft **Calendula**

Nabel – Störung beim Abheilen

Normalerweise sollte der Nabel abtrocknen. Wenn es dabei Probleme gibt:

Äußerliche Behandlung

Den Nabel 2 × täglich mit verdünnter Arnika-Tinktur abtupfen (10 Tropfen auf ⅛ l Wasser). So wickeln, dass sich der Nabel außerhalb der Windel befindet und trocken gehalten werden kann.

Homöopathische Behandlung:

Eine Dosis **Calendula C 200**

Erste Proteste – was tun bei Schreien?

Ziemlich bald hören Sie heraus, ob das Schreien durch Hunger ausgelöst wird, Protest bedeutet oder eine andere Ursache hat.

Wohlfühlen wird sich Ihr Baby, wenn

- es regelmäßig (mindestens alle vier Stunden) gestillt wird,
- ausreichend Körperkontakt und Zuwendung vorhanden sind,
- Auskühlung verhindert wird, vor allem an den Füßen.

Siehe auch Kapitel 9, Seite 95.

Schreien ohne erklärbare Ursache Hier sind zunächst die gängigsten Ursachen zu erforschen. Ein Beispiel für Schreien, das ebenso heftig wie einfach zu beseitigen war, zeigt folgende Geschichte: Eine Mutter kam mit ihrem Baby, das seit einem halben Tag durch nichts zu beruhigen war. Es schrie wie am Spieß. Die Mutter hatte bereits Chamomilla versucht, dann Aconitum und Belladonna, nichts half. Bei genauer Untersuchung fand sich das Heilungshindernis: In die Hüfte des Kindes hatte sich eine Stecknadel gebohrt, die dorthin gelangt war, ohne dass die Mutter es bemerkt hatte.
Eine weitere Ursache für unmotiviertes Schreien ist durch neue Erkenntnisse hinsichtlich der Wirbelsäulenmechanik von Kleinkindern ans Licht gekommen: Durch den Geburtsvorgang kann es im Bereich der Halswirbelsäule zu Verschiebungen, so genannten Blockaden, kommen. Beobachten Sie ihr Kind, ob es bevorzugt auf eine Seite schaut, den Kopf dreht (auch beim Stillen) oder sich im Liegen eine Asymmetrie zeigt. Hier ist ein Gang zum Chirotherapeuten oder Osteopathen angezeigt, um eine manuelle Therapie vornehmen zu lassen.

Bauchbeschwerden und Schluckauf

Wenn Ihr Kind etwas mitteilen will, kann es das zunächst nur durch Schreien. Häufig treten ab dem dritten Monat Bauchbeschwerden auf (Drei-Monats-Koliken).

Behandlung von Blähungen

- Öle zum Einreiben von Babys Bauch sind zum Beispiel Melisse, Lavendel, Koriander, Fenchel, Rose, Anis
- Aromatherapeuten verwenden diese Öle einzeln oder in abgestimmten Mischungen. Eine bewährte Zusammensetzung besteht aus Lavendel, Melisse und Fenchel

Homöopathische Behandlung:
Blähungen und Unruhe mit Windabgang, leichtes Schwitzen beim Gestilltwerden **China**
Siehe dazu auch Hara-Massage, Seite 97–98.

Bei Bauchkrämpfen mit Zusammenkrümmen, die anfallsweise einsetzen, helfen folgende Maßnahmen:

Äußerliche Behandlung

- Einreiben des Bauches mit milden ätherischen Ölen
- Hara-Massage – siehe Seite 97–98
- Heublumenwickel – siehe Seite 30

Homöopathische Behandlung:

- Anfallsweise Bauchkrämpfe mit Schreien und Zusammenkrümmen **Colocynthis**
- Wird das Kind steif, blau im Gesicht und überstreckt sich, manchmal mit Schluckauf (diese Kinder hatten oft schon im Mutterleib Schluckauf) **Cuprum**
- Bei sehr zornigen und launischen Kindern, die getragen werden wollen und deren Zustand dem Bild eines zahnenden Kindes ähneln, wo das Mittel sehr bewährt ist **Chamomilla**

Akuter Durchfall Durchfälle sind immer eine Hilfsmaßnahme der Natur, um unliebsamen oder schädigenden Darminhalt loszuwerden. Er darf deshalb nicht massiv unterdrückt werden. Hier kann die Regulierung mit sanften Mitteln gut helfen (siehe Kapitel 11, Seite 145–147).

Verstopfung Siehe Kapitel 11, Seite 147–149.

Akuter Schluckauf Dieser wird durch einen Krampf des Zwerchfells verursacht.

Äußerliche Behandlung:

Die Hara-Massage anwenden – siehe Seite 97–98.

Homöopathische Behandlung:

Vergeht der Schluckauf nicht von selbst, ist das erste Akutmittel **Cuprum**

Zahnen – Fieber und schlaflose Nächte

Das Zahnen im Vorfeld mit mineralischen Mitteln unterstützen

Als Alternative zu den umstrittenen Fluortabletten bietet die Homöopathie eine nützliche und nebenwirkungsfreie Hilfestellung, wobei nicht nur die von Schüßler beschriebenen Salze in Frage kommen. Vor allem Calcium und seine Verbindungen, aber auch Magnesium und Fluor können bereits vor dem Einsetzen des Zahnens helfen.

Lassen Sie von Ihrem Homöopathen, den Symptomen des Kindes entsprechend, das passende Mittel feststellen. Da es bei Säuglingen noch kaum Symptome gibt, die helfen, ein Mittel zu finden, sollten Sie die Mittelfindung nicht in Eigenregie versuchen. Wenn Ihr Arzt die Familie kennt, helfen auch die elterlichen Symptome, um zu einem passenden Mittel für das Kind zu gelangen.

Beschwerden beim Zahnen stellen oft die erste problematische Phase dar, wo vor allem die Nerven der Eltern auf eine Zerreißprobe gestellt werden.

Homöopathische Behandlung

Üblicherweise werden Mittel wie Calcium carbonicum, Calcium phosphoricum, Natrium fluoricum und andere in tiefen Potenzen (ab D 4 oder C 4) über einige Wochen verabreicht. Dabei ist ärztliche Kontrolle wichtig – und außerdem Ihre Beobachtung!

Akute Störungen beim Zahnen mit mehr oder weniger Fieber Mit der oben beschriebenen Vorbereitung verläuft das Zahnen meist nur mäßig dramatisch. Quengeln, Speichelfluss, unruhiger Schlaf, Mit-der-Faust-in-den-Mund-Fahren und ähnliche Auffälligkeiten zeigen an, dass etwas in Gang kommt.

Typisches Bild des Zahnungsfiebers Meist keine Vorboten, oft kein Frösteln, sondern rascher Temperaturanstieg.

Homöopathische Behandlung

- Schmerzen mit Schreien, das Kind ist unleidlich, überstreckt sich und will getragen werden, was aber nur kurz beruhigt; nachts erfolgt meist eine Verschlechterung. Dabei Speichelfluss, die Wangen sind ein- oder beidseitig rot. Dies alles ist natürlich auch ohne Fieber möglich. Erstes Mittel **Chamomilla**
- Hohes Fieber mit rotem Gesicht, Verschlechterung in der Nacht, eventuell mit Zuckungen und heißem Kopf, große Unruhe **Belladonna**
- Ähnlich wie bei Belladonna, aber blass und mit schrillem Schreien, wenig Durst **Apis**
- Bei Kindern, die noch gestillt werden und unter Bauch- sowie Stuhlproblemen leiden, Verstopfung mit schwierigen Stühlen, Verschlechterung nach Mitternacht; als Folge von Genussmittelkonsum der Mutter **Nux vomica**
- Schmerzhafter Durchfall, Schreien und Kopfrollen, Stuhl weich, sehr flüssig und grün **Podophyllum**

- Bei Kindern, die gern beißen, sabbern und die Faust in den Mund stecken **Phytolacca**
- Übelkeit und saures Erbrechen, eventuell auch saure Durchfälle, bei eher phlegmatischen Typen **Calcium carbonicum**
- Wenn der Speichelfluss, vor allem nachts, im Vordergrund steht, Unruhe und Schwitzen, bei eher strammen Kindern **Mercurius solub.**

Dosierung: Wie immer eine Dosis – fünf Globuli. Wenn sich der Zustand bessert, nicht wiederholen! Erst bei einem Rückfall, wenn die Schmerzen wieder stärker werden, das Mittel nochmals geben, am besten in aufgelöster Form: Fünf Globuli in ⅛ l Wasser auflösen; einen Teelöffel davon in den Mund geben, jede Gabe eines Teelöffels entspricht einer Dosis.
Für die Mutter ist nach einer schlaflosen Nacht das erste Mittel **Cocculus C 12**

Unterstützende Maßnahmen Zähne brechen leichter durch, wenn das Zahnfleisch auf einen Gegenstand gepresst wird. Deshalb kauen Säuglinge auch gern etwas Hartes, etwa eine gekühlte Möhre oder einen Beißring. Auch eine Massage des Zahnfleisches mit Ringelblumensalbe wird oft angenehm empfunden.
Die anderen Begleitmaßnahmen entsprechen denen, die auch sonst bei Fieber angewendet werden (Einlauf, Wadenwickel, kühle Umschläge) – siehe Kapitel 4 allgemein.
Mit dem Zahnen hat Ihr kleiner Schatz einen wichtigen Entwicklungsschritt getan – das Kind bekommt im wahrsten Sinn des Wortes Biss!

Oft geht mit dem Zahnen ein Schnupfen oder eine Ohrenentzündung einher. Deshalb das Kind lieber einmal zu viel als einmal zu wenig vom Arzt begutachten lassen!

4 Fieber und andere Revolten – Entgiftung und Ausscheidung richtig unterstützen

Gebt mir die Macht, Fieber zu erzeugen, und ich heile jede Krankheit
Parmenides, griechischer Arzt und Philosoph, 540–480 v. Chr.

Keine Angst vor Fieber!

Von alters her wurde beobachtet, dass Fieber sogar schwere Krankheiten günstig beeinflusst. So schrieb einer der Pioniere der Fiebertherapie und Nobelpreisträger, Julius Wagner-Jauregg: „Wenn ein Geisteskranker im ersten Halbjahr seiner Krankheit von einem Infekt (Rotlauf, Typhus, Cholera) befallen wird, so ist die Wahrscheinlichkeit eine sehr große, dass er dadurch von seiner Psychose geheilt wird."

Fieber sollte von Anfang an homöopathisch unterstützt werden – bloß nichts zu tun und zuzuwarten heißt, das Feuer sich ausbreiten lassen!

Für viele Mütter ist es schwierig, Fieber als Freund und Helfer zu akzeptieren – ein ähnlicher Zwiespalt wie bei den uniformierten Freunden und Helfern. Fieber ist in der Kinderheilkunde das häufigste Krankheitssymptom – ein Zeichen dafür, dass es für die Ausheilung der meisten Krankheiten unerlässlich ist.
Natürlich flößt Fieber den Eltern Angst ein, mehr als dem Kind, das sich dabei oft wohl fühlt. Eltern denken immer an das Schlimmste – Fieberkrämpfe oder Delirien könnten entstehen. Dass es gar nicht so weit kommt, ist mit den folgenden Maßnahmen leicht zu erreichen.

Das Überwärmungsbad

Bei den ersten Vorboten von Fieber in Form von Frösteln oder nach der Erkältung Ihres Schützlings kann ein Überwärmungsbad helfen: Im warmen Badezimmer die Badewanne zur Hälfte mit warmem Wasser anfüllen. Das Kind hineinsetzen, oben mit einem Handtuch zudecken. Langsam heißes Wasser einlaufen lassen, gleichzeitig Wasser aus der Wanne ablaufen lassen. Maximal 3 Minuten lang sitzen lassen, dann nicht oder nur kurz untertauchen lassen und ins Bett legen. Die Wirkung geht von der Überwärmung der unteren Körperhälfte aus.

Fieber richtig messen und beobachten

Einfach und verlässlich: Stirn- und Ohrmessung
Mühsam und noch verlässlicher: rektale Messung (die Temperatur im Mund ist etwa 0,3–0,6 Grad Celsius niedriger als im Po)
Ziemlich ungenau: unter der Achsel
Achtung! Bei fast allen Messmethoden kann es Fehlmessungen geben. Im Zweifelsfall die Messung wiederholen!
Wie oft messen?
Anfangs stündlich, dann etwa im Vier-Stunden-Takt. Die Fieberkurve sagt dem Arzt einiges über die Art der Erkrankung.
Objektiv und subjektiv unterscheiden
Objektiv ist das, was wir messen, beispielsweise 39 Grad Celsius; wir sprechen von Fieber. Dabei kann das Kind subjektiv frösteln und will zugedeckt bleiben – das ist das homöopathisch verwertbare Symptom, nämlich „Frösteln, Verlangen nach Zudecken". Die Beobachtung, wie sich das Kind fühlt, ist neben der Messung der Temperatur wichtig für das Finden des Heilmittels und deshalb genauso zu beobachten!
Fieberhöhe
37,5–38,5 Grad = erhöhte Temperatur, subfebril
38,5–40 Grad = deutliches Fieber
40–41 Grad = hohes Fieber

Lieber nicht ...
mit dem Quecksilberthermometer messen (es ist gefährlich, wenn es zerbricht und giftiges Quecksilber austritt)!

Warum Fieber nicht mit chemischen Mitteln senken?

Fieber mit chemischen Mitteln zu senken, ist zwar bequem und beruhigend. Dieser künstliche Eingriff in die natürlichen Prozesse hat aber den Nachteil, dass dadurch das Immunsystem gestört wird und chronische Beschwerden folgen können (siehe die Immuntreppe, Seite 11). Die alten Ärzte sagten, dass Fieber die „Giftstoffe im Körper verbrennt". Heute weiß man, dass Fieber mithilfe der riesigen chemischen Fabrik unseres Immunsystems die Krankheit sehr effizient bekämpft. Ab etwa 38,5 Grad können sich Krankheitserreger nicht mehr gut vermehren, die Bildung von Antikörpern wird verbessert. Deshalb wird die Fiebertherapie auch in der biologischen Krebstherapie eingesetzt. Die richtigen Kügelchen verhelfen meistens zu einer befriedigenden und natürlichen Begleitung fieberhafter Krankheiten. Daher sind nachstehende Maßnahmen nicht nur altbewährt, sondern auch immer wieder erfolgreich.

Fieber in der Kindheit verhilft zu einem robusten Immunsystem und verringert möglicherweise das Krebsrisiko im Erwachsenenalter.

Die richtigen Hilfsmittel zur Fieberbekämpfung

Frühzeitig Folgendes einkaufen:

- Fieberthermometer
- Klistier und Gleitmittel
- Material für Wickel und Umschläge, Betteinlagen
- Essig, Quark, Heilmoor
- Teemischungen
- Globuli-Notfallapotheke

Die Maßnahmen in der richtigen Reihenfolge setzen

Mit rechtzeitiger Vorbereitung ist der Kampf gegen das Fieber schon halb gewonnen!

Als erstes: Keine Panik aufkommen lassen. Fieber ist keine Katastrophe, aber es kann eine solche entstehen, wenn man falsch reagiert. Die meisten Probleme entstehen nicht in der Akutphase, sondern durch unzweckmäßige Behandlung, Fehlreaktionen und Verschleppung der Krankheit, was zu chronischen Nachbeschwerden führt.
Freuen Sie sich, wenn Ihr Kind schnell hohes Fieber entwickelt. Das ist das beste Zeichen für ein funktionierendes Immunsystem.

Die Stadien des Fiebers: Wie bei einem Gewitter

- Zunächst braut sich etwas zusammen – das sind die Vorboten des Fiebers
- Dann kommt Sturm auf – Frösteln oder Schüttelfrost
- Es blitzt und donnert – meist rascher Temperaturanstieg mit allen möglichen Beschwerden

Je früher wir mit den richtigen Globuli das Geschehen bekämpfen, umso günstiger der Verlauf!

Wann das erste Mittel geben? Wann würden Sie die Feuerwehr rufen, wenn in Ihrer Wohnung ein Brand ausbricht? Die Antwort ist dieselbe wie die auf die obige Frage – sofort. Vielleicht hindert Sie die versteckte Angst vor Arzneimittelnebenwirkungen daran, gleich ein Medikament zu geben – das ist bei sanften Mitteln kein Thema! Es ist wichtig, bei den ersten klaren Symptomen ein Mittel zu geben, und zwar aus der Notfallapotheke, dem homöopathischen Feuerlöscher.

Homöopathische Behandlung

Im Vorboten-Stadium:

- Wenn das Kind still wird: Mütter sind gewohnt, dass ihr Schützling etwas von sich gibt oder sogar gebremst werden muss. Verdächtig ist es, wenn das Kind ohne Grund ruhig wird. Es ist abweisend und/oder schlecht gelaunt und will seine Ruhe haben. Das erste Mittel, das zu diesem Bild passt, ist **Bryonia**
- Wenn der Appetit nachlässt: Hier gibt es schon mehrere Mittel, die man je nach Umständen oder Auffälligkeiten differenzieren muss. Stehen zwei zur Auswahl, vergleicht man sie am besten anhand von Kapitel 13, Arzneibeschreibungen, Seite 184–188 **Acidum phos., ABC**

Wenn die Temperatur zu steigen beginnt:

- Als Folge von körperlicher Überanstrengung und/oder Durchnässung **Arnika, Rhus tox.**
- Als Folge von übermäßigem Essen oder bei diffusen Bauchbeschwerden und/oder Blähungen als Begleiterscheinung **Antimonium crudum, China**
- Als Folge von Kränkung oder Ermahnung, das Kind ist weinerlich und anhänglich **Ignatia, Pulsatilla**
- Das normalerweise aktive Kind ist müde, anhänglich und etwas ängstlich, will nicht alleine bleiben **Phosphor, Pulsatilla**
- Kind ist unruhig und quengelig, aber trotzdem anhänglich, weiß nicht, was es will **Chamomilla**
- Frösteln oder Schüttelfrost als Krankheitsbeginn, eventuell Übelkeit und/oder Erbrechen **Pyrogenium**

Auch Kinder haben manchmal die Macht, Fieber zu erzeugen – vielleicht erinnern Sie sich an Ihre eigene Kindheit, als Sie mit Todesverachtung eine halbe Tube Zahnpasta gegessen haben, um am nächsten Tag fiebrig im Bett zu liegen?

Fiebermittel

Mittel bei plötzlicher, rasch ansteigender Temperatur Beginnt das Fieber ohne Vorzeichen oder entwickelt es sich weiter, obwohl im Vorboten-Stadium ein Mittel gegeben wurde, lohnt der Versuch mit einem Hitze-Anfangsmittel. Hier unterscheidet man grob nach der vorherrschenden Gesichtsfarbe.

Der besondere Tipp: Gleich zu Beginn den Darm mit einem Klistier zu entlasten (siehe Seite 49), ist ein altbewährtes „Wundermittel".

Homöopathische Behandlung

Gesicht rot mit Hitze:

- Fieber ohne ersichtlichen Grund, das Kind ist unruhig und eher rot im Gesicht. Zustand wie bei Beginn von

- Scharlach: hitzig, schnell beginnendes Halsweh mit rotem Hals, Unruhe, eventuell begleitet von Übelkeit oder Erbrechen **Belladonna**
- Ursachen sind eventuell Kälte oder eisiger Wind (daher der Name des Mittels: „Sturmhut"), das Kind ist ängstlich und unruhig **Aconitum**
- Die Ursache ist meist Überanstrengung, das Kind ist schlecht gelaunt und will seine Ruhe haben **Arnika**
- Fieber nach dem Baden oder infolge von Überanstrengung, das Kind ist unruhig und quengelig; passt gut bei „Zappelphilipp"-Kindern, die zu Ohrenproblemen neigen **Spigelia**

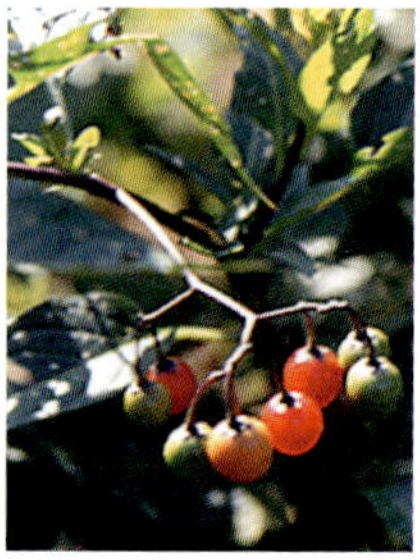

Dulcamara

Gesicht blass:

- Fieber als Folge von Nässe und/oder Kälte, das Kind ist mürrisch (daher als Mittel der bittersüße Nachtschatten), eventuell mit roten Flecken auf der Haut, eventuell auch Durchfall **Dulcamara**
- Das Kind ist reizbar, unruhig, zeigt wechselnde Symptome und hat wenig Durst **Apis**
- Das Kind fröstelt oder hat Schüttelfrost vor oder während des Fieberanstiegs; eventuell kombiniert mit Übelkeit oder Erbrechen. Mögliche Ursachen: Genuss von verdorbenen Lebensmitteln oder Lebensmittelvergiftung **Pyrogenium**
- Fieber mit Frösteln und Schwäche, auch abwechselnd Frösteln und Hitze, Kreislaufschwäche und starke Müdigkeit **Veratrum**

Eines der besten ersten Fiebermittel, wenn rot – blass nicht klar ist oder nur die Wangen rot sind, ist **Ferrum phos.**

Weitere Unterscheidungsmöglichkeiten hat man aufgrund der verschiedenen Symptome.

Homöopathische Mittel je nach Tageszeit

- Fieberbeginn in der Nacht, meist rotes Gesicht; erstes Mittel **Belladonna**
- Fieberbeginn in der Nacht, Gesicht weniger rot, bei Schwitzen, Mundgeruch und/oder Halsbeschwerden **Mercurius solub.**
- Fieberbeginn morgens oder nach einem Schlaf, das Kind erwacht mit glühender Hitze **Lachesis**

Zum Arzt bei

- erheblicher Schwäche und Schläfrigkeit oder Nichtansprechbarkeit, roten Flecken, die auf Druck nicht verschwinden, Nackensteife oder starken Schmerzen, Krämpfen – *bei diesen Symptomen sofort zum Arzt!*
- Fieber über 40 Grad Celsius
- Austrocknung – kein Durst, wenig Urin
- Fieber, das länger als 24 Stunden anhält
- Nach einem Tag Fieber bei unverändertem Fortbestehen der Symptome trotz Therapie

Begleitmaßnahmen

Der Zweikampf – Klistier mit Familientragödie In vielen Büchern wird die Verabreichung eines Klistiers als nettes Spielchen dargestellt. So gelingt dies in Wirklichkeit nicht, da die meisten Kinder diese Maßnahme nicht als Vergnügen empfinden. Der Versuch endet meist mit Tränen bei Mutter und Kind sowie mit einem gereizten Vater, der das Problem lieber mit fiebersenkenden Tropfen gelöst hätte.

Entgiften über den Darm und über die Haut ist besser, als das Fieber chemisch zu senken.

Mit folgender Technik gelingt das Manöver problemlos

- Gut vorbereitet ist halb gelungen! Das Kind sollte von den Vorbereitungen aber nichts merken, da sich bei ihm schon durch den Anblick des Gerätes alles verkrampft.
- Klistierspritze mit einer Hautcreme (neutrale Hautcreme, Melkfett etc.; Vaseline ist ziemlich klebrig) gut einfetten, mit zirka ¼ l lauwarmem Kamillentee plus ½ Teelöffel Salz füllen.
- Bett mit nässeundurchlässiger Unterlage versehen, darüber saugende Einmaltücher oder Einmalwindeln legen.
- Wichtig ist die Lagerung – seitlich mit dem Gesicht zur Mutter. Hose runter, Knie ganz anziehen und mit dem Fuß fixieren.
- Eingefettete Spritze in den eingefetteten After einführen; so gleitet sie leicht hinein. Die Spritze vorsichtig, aber rasch einführen und die Flüssigkeit sofort einspritzen. Die Entleerung erfolgt meist nach ein paar Minuten. Wenn infolge der Hitze das Wasser aufgesaugt wird, den Vorgang eventuell nach einiger Zeit wiederholen.

Spätestens wenn das Fieber hoch und das Kind dadurch weniger wehrhaft ist, kann diese einfache, aber wirkungsvolle Maßnahme getätigt werden. Man kann sie bis zu dreimal pro Tag wiederholen.
Flüssigkeitsmengen: Säuglinge und Kleinkinder bis zirka 200 ml, größere Kinder bis 500 ml.

Vielleicht fragen Sie sich, warum Sie es sich nicht einfach machen und das Fieber mit Zäpfchen senken sollen? Weil eine Entgiftung über den Darm damit unmöglich wird und der Effekt meist nur kurz anhält. Zäpfchen sind dann sinnvoll, wenn das Fieber sehr hoch ist und natürliche Maßnahmen nicht greifen.

Wadenwickel und andere Umschläge – aber richtig!

Kühlende Umschläge dürfen nur dort aufgelegt werden, wo der Körper heiß ist! Meistens sind dies Füße, Kopf oder Arme. Wadenwickel (oder, im österreichischen und süddeutschen Raum, „Essigpatscherl") werden vom Knie abwärts angelegt, bei jedem Bein gesondert.

- Ein Tuch in kaltes Essigwasser tauchen (man nimmt zirka 1/16 l Essig auf 1 l Wasser) und um die Waden wickeln
- Dicke Wadenstrümpfe vom Vater darüber ziehen, notfalls mit Handtüchern einwickeln; der Hautkontakt soll gut sein
- Etwa halbstündlich wechseln

Statt Essig kann man auf 1 l Wasser auch ein paar Tropfen kühlende ätherische Öle (Minze, Thymian, Fichte – nicht Kampfer oder Menthol!) geben.

Unterstützung mit Akupressur Der Punkt „Magen 36" (M 36) seitlich des Knies ist der erste fiebersenkende und allgemein ausgleichende Punkt. Weitere Punkte sind MP 6, der einen Fingerbreit (Erwachsenenfinger) über dem Innenknöchel liegt, sowie KS 6, analog an der Innenseite des Unterarms, einen Finger breit über der Handgelenksfalte (siehe Skizze, nächste Seite).

Durchführung der Akupressur

Die Punkte auf jeder Seite zirka eine Minute langsam kreisend drücken, ohne dass dies Schmerzen verursacht; es sollte eher beruhigend wirken. Man kann auf den Punkt auch kühlende ätherische Öle, beispielsweise Minze mit Melisse, auftragen.

Trinken, oft und in kleinen Schlucken, ist bei Fieber besonders wichtig! Bei den Stadien des Fiebers folgt nach den Vorboten das Frösteln, dann die Hitze. Bricht Schweiß aus, ist der Kampf schon halb gewonnen. Der akute Schweißausbruch ist auch ein verlässliches Anzeichen dafür, dass das homöopathische Mittel einen guten Dienst getan hat und man sich beruhigt zurücklehnen kann. Normalerweise haben fiebernde Kinder Durst – fehlt er, ist das ein homöopathisch verwertbares Symptom, das allerdings auf viele Mittel hinweist. Nachfolgend eine kleine Auswahl:

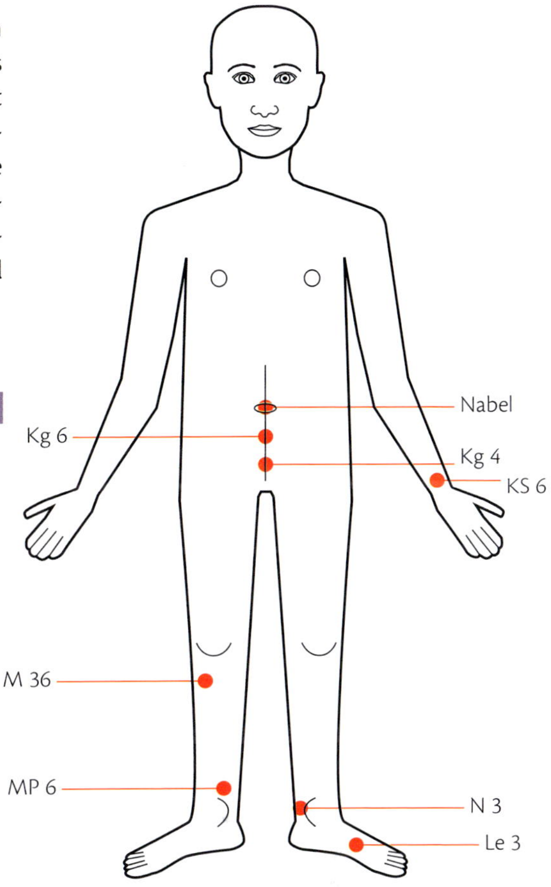

Die Punkte M 36, MP 6 und KS 6

Homöopathische Behandlung

Bei Fieber ohne Durst:

- Das Kind ist blass, müde oder noch lebhaft, hat meist Halsschmerzen **Apis**
- Bei der „Kopfgrippe" mit bleierner Müdigkeit und schweren Augen **Gelsemium**
- Weinerliche und anhängliche Patienten mit wechselnden Beschwerden **Pulsatilla**
- Folgende Mittel wirken ebenfalls bei diesem Symptom: Acidum phos., Dulcamara, Ferrum phos., Ignatia, Ipecacuanha, Ledum, Lachesis, Mercurius solub., Ruta

Die Unterscheidung kann anhand von Kapitel 13, Arzneimittelbeschreibungen, Seite 184–188, getroffen werden – oder durch einen beigezogenen Homöopathen, dem man eine möglichst gute Beschreibung der Symptome liefern sollte.

Fieber mit Begleiterscheinungen und diversen Beschwerden

Zahnen und Fieber siehe Kapitel 3, Seite 41 bis 43.
Sobald Kinder ihre Beschwerden beschreiben können, wird die Auswahl der Mittel einfacher. Wir gehen von der Hauptbeschwerde aus, die das Kind stört.

Homöopathische Behandlung

Bei Fieber mit Kopfschmerz:

- Schwäche, Frösteln oder Hitze, eventuell mit Schnupfen, Kopfweh im oberen Bereich des Kopfes **Vincetoxicum**
- Ähnlich den obigen Symptomen, aber Müdigkeit oder empfindliche Augen, Kopfschmerz über der Stirn und/oder im Hinterkopf **Gelsemium**
- Gemessene Temperatur und Wärmeempfinden schwankend oder sehr hohe Temperatur ohne Beschwerden, eventuell Nasenbluten **Ferrum phos.**

Bei Schnupfen als Hauptbeschwerde:

- Die Nase rinnt, eventuell mit Niesen **Scilla**
- Nase eher verstopft, wenig Durst, das Kind ist anhänglich oder weinerlich, eher bei Mädchen **Pulsatilla**
- Das männliche Gegenstück zu Pulsatilla, eventuell mit Halsbeschwerden oder Übelkeit **Nux vomica**

Bei Augenbeschwerden als Hauptsymptom:

Rote Augen, Lichtempfindlichkeit, Augenbrennen, eventuell Tränenfluss, Kopfdruck **Euphrasia**

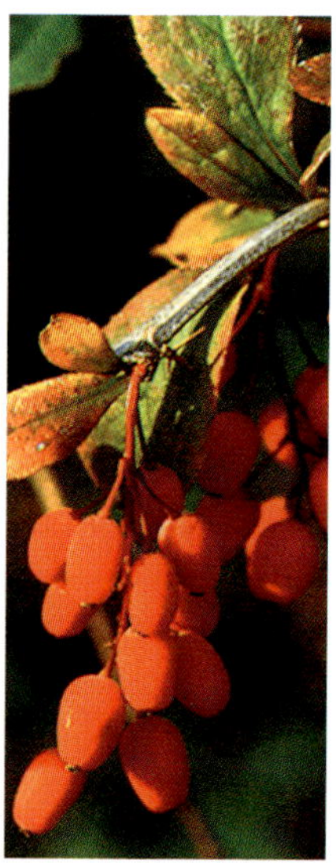

Berberis vulgaris

Bei jedem Fieber ohne erkennbare Ursache muss man an eine Nieren- oder Blasenentzündung denken. Daher sicherheitshalber den Harn beobachten und eine Probe des Morgenharnes für die ärztliche Analyse im Kühlschrank aufbewahren. Erstes Mittel **Berberis**
Siehe auch Kapitel 11, Seite 151.

Fieberkrämpfe Meist sind Fieberkrämpfe harmlos, obwohl sie für die Umgebung Furcht erregend aussehen. Sie treten meist bei raschem Fieberanstieg zu Beginn der Erkrankung auf. Deshalb ist es umso wichtiger, gleich zu Beginn des Fiebers die richtigen Globuli zu geben; dann kommt es höchst selten zu Krämpfen. Studien haben gezeigt, dass Kinder mit Fieberkrämpfen kein erhöhtes Risiko für Krankheiten des Nervensystems haben und keine erhöhte Sterblichkeit aufweisen.

Fieberkrämpfe kann man vermeiden durch:

- Sofortige Gabe eines Mittels zu Beginn des Fiebers
- Kühlende Umschläge und Einläufe
- Fernhalten von äußeren Reizen, wie sie von Fernsehgeräten, Handys oder elektronischem Spielzeug ausgehen. Flackerlicht kann epileptische Anfälle auslösen!

Achtung! Reagiert das Kind bei Ansprechen verlangsamt oder beginnt es zu fantasieren, unbedingt handeln – fiebersenkende Maßnahmen ergreifen und sicherheitshalber zum Arzt gehen!

Homöopathische Behandlung

- Das erste Mittel bei hohem Fieber und einem dampfend heißen Kind mit rotem Gesicht und kalten Extremitäten verhindert auch Fieberkrämpfe; es muss allerdings mehrfach im Viertelstundenabstand gegeben werden, bis eine Besserung eintritt. Kühle Umschläge nicht an den kühlen Beinen, sondern an Genick und Kopf anlegen **Belladonna**
- Krampfanfall im Zusammenhang mit dem Zahnen, wobei das Kind ärgerlich und unleidlich ist. Wangen einseitig rot, manchmal auch das Gesicht **Chamomilla**
- Zustandsbild ähnlich wie bei Chamomilla, mehr bei Jungen, die trotz Fieber frösteln können. Auftreten nach Zorn und Ärger sowie nach dem Schlafen. Fieber mit Erbrechen und Bauchsymptomen nach Essstörungen **Nux vomica**
- Krämpfe, die von den Zehen oder Fingern ausgehen, auch im Schlaf. Oft bei Fieber mit krampfartigem Husten; vor dem Anfall eventuell Erbrechen und Würgen. Das Kind will nicht allein bleiben **Cuprum**
- Eher blass bei Fieber, unleidlich oder apathisch, fantasierend, alle Symptome verschlechtern sich in der Nacht. Aus diesem Grund verwendet man Nachtschattengewächse wie das Bilsenkraut. Krämpfe im Gesicht mit Schreien und Muskelzucken, Zähneknirschen und eventuell Bewusstlosigkeit **Hyoscyamus**

Die Ärzte der „guten alten Zeit" mussten sich mangels moderner Labordiagnostik sehr auf ihre Beobachtung, Erfahrung und Intuition verlassen. Heute haben wir oft das andere Extrem, wenn das Schwergewicht auf die apparative Diagnostik gelegt wird. Beispielsweise gibt es Schnelltests aus einem Tropfen Blut, um die Notwendigkeit einer Antibiotikaverordnung abschätzen zu können. Diese Tests sind im Anfangsstadium der Krankheit für die homöopathische Mittelwahl nicht erforderlich. Blutproben und andere diagnostische Maßnahmen können dem kleinen Patienten erspart werden, wenn man gleich von Anfang an mit den richtigen Kügelchen eine Verbesserung erreicht.

Nicht jede Temperaturerhöhung ist Fieber

Fieber ist eine Erhöhung der Körpertemperatur ab 38,5 Grad Celsius, im Po (rektal) gemessen.

Die durchschnittliche Körpertemperatur ist bei Kindern meist höher als bei Erwachsenen, vor allem nach dem Herumtollen oder abends. Im Zweifelsfall nach einer Stunde Ruhe nochmals messen – vor allem richtig messen! Häufig tritt ein Zustand mit geringer Temperaturerhöhung auf, den alte Ärzte als „Durstfieber" bezeichnet haben – achten Sie also darauf, dass Ihr Schützling genug zu trinken bekommt!

5 Klassische Kinderkrankheiten natürlich ausheilen

Jede Mutter hat die Vorstellung, dass ihr Kind ein Held sein wird Simone de Beauvoir

Klassische Kinderkrankheiten – heute anders

Oft ist die erste Kinderkrankheit die erste Station im Leben eines Kindes, wo es heldenhaft leiden muss – umso mehr ist hier der Einsatz sanfter Mittel gefragt und auch bewährt.

Nichts ist mehr so, wie es sein sollte – auch bei den Kinderkrankheiten.

Vor 50 Jahren sahen die Mediziner Kinderkrankheiten noch so, wie sie im Lehrbuch beschrieben sind. Jede dieser Krankheiten hat ihre ganz persönliche Note und drückt dem menschlichen Organismus ihren Stempel auf. Man könnte sagen, sie hat ihre Individualität wie unsere homöopathischen Heilmittel. Manchmal gibt es auch ein spezifisches Mittel wie etwa Belladonna bei Scharlach. Mittlerweile ist das Profil dieser Krankheiten weit gehend verändert und niemand weiß, warum. Impfgegner schreiben dies den Impfungen zu und behaupten, wir hätten als Rache der Natur nun vermehrt Allergien. Die Impfbefürworter punkten damit, dass es klassische Krankheiten wie Keuchhusten und Polio (Kinderlähmung) bei uns kaum mehr gibt. Tatsache ist, dass Kinderkrankheiten sich nicht mehr in typischer Weise zeigen und dadurch auch schwer zu diagnostizieren sind. Die Beobachtung, dass Kinder durch eine Infektionskrankheit reifen, gilt jedoch nach wie vor.

Früher waren klassische Kinderkrankheiten wie Mozart – heute sind sie, der Zeit entsprechend, wie moderne Musik.

Übertragung Die Übertragung der Kinderkrankheiten erfolgt durch Tröpfcheninfektion oder Kontakt, bei Kinderlähmung und Pfeiffer'schem Drüsenfieber nur durch Kontakt. Die Inkubationszeit beträgt 2–20 Tage – siehe Liste, Seite 66.

Inkubationszeit: Die Zeit von der Ansteckung bis zu den ersten Krankheitssymptomen.

Was Kinderkrankheiten gemeinsam haben

- Zu beobachten ist die Reihenfolge der auftretenden Symptome. Für den Homöopathen wichtig ist: Was weicht davon ab, was sonst für die Krankheit typisch ist?
- Bis der Arzt kommt und eine Diagnose stellt, gleich das passende Akutmittel verabreichen! Oft ist es unter den allgemeinen Fiebermitteln zu finden, da noch nicht sicher ist, um welche Krankheit es sich handelt.
- Die Umgebung, andere Kinder und sich selbst vor Ansteckung schützen. Einander einmal weniger küssen, viel lüften und öfter die Hände waschen.

Nosoden – oft hilfreich bei Infektionen

Was sind Nosoden? Nosoden sind Mittel, die aus Krankheitsprodukten hergestellt werden, beispielsweise aus dem Organgewebe oder Auswurf eines Kranken. Dieser Rohstoff wird wie andere Mittel homöopathisch potenziert.

Seit dem Auftreten von BSE müssen in der EU alle Homöopathika, die tierisches Eiweiß enthalten, vor der Potenzierung sterilisiert werden.

Durch die neuen Herstellungsrichtlinien – Sterilisierung vor der Potenzierung – ist zu beobachten, dass die Mittel nicht mehr so stark wirken wie früher. Diese gesetzliche Regelung, die auch Hochpotenzen betrifft, bedeutet jedoch eigentlich die Anerkennung der Homöopathie vor dem Gesetz! Warum sonst müsste man etwas verbieten, worin nichts mehr enthalten ist? Der einzige Ausweg, um dennoch eine stark wirkende Arznei in der Praxis anzuwenden, ist der Import nicht sterilisierter Mittel aus Übersee oder die mehrmalige Verabreichung des hierzulande erhältlichen Mittels – leider kein befriedigender Weg.

Die wichtigsten Nosoden im Überblick

Scharlach – Scarlatinum
Keuchhusten – Pertussinum
Masern – Morbillinum
Mumps – Parotitis
Röteln – Rubeola
Windpocken – Varicella
Pfeiffer'sches Drüsenfieber – Mononukleose
ABC, Influenzinum – siehe Kapitel 13, Seite 184, 186

Wozu Nosoden und wie sind sie anzuwenden? Nosoden wendet man an: 1. bei der entsprechenden Krankheit, 2. wenn das Krankheitsbild einer Infektionskrankheit ähnelt, von der es eine Nosode gibt, 3. prophylaktisch bei einer Epidemie.

Immer häufiger geben Homöopathen zu Beginn der Kinderkrankheit die jeweilige Nosode. Die Erfahrung zeigt, dass die Krankheit dadurch milder verläuft.

Fallbeispiel für Scarlatinum Die zweijährige Tanja wacht um vier Uhr früh mit 38,5 Grad Fieber auf. Kurz danach erbricht sie. Das Fieber steigt, sie glüht. Sie hat leichtes Halsweh, weder Durst noch Appetit und möchte sich abdecken. Um neun Uhr morgens stellt die Ärztin Stippchen auf den Mandeln fest; sonst gibt es keinen krankhaften Befund. Sie verordnet Penizillin, das vorerst nicht eingenommen wird. Die Gabe von Scarlatinum und ein Einlauf bewirken Folgendes: Bereits nach zwei Stunden fällt das Fieber, das Kind ist munter und fidel. Am Nachmittag ist es, als wäre nichts gewesen. Das Krankheitsbild ähnelte sehr dem des Scharlach – plötzliches, hohes Fieber mit Erbrechen –, obwohl dieser nicht nachweisbar war. Aufgrund des Ähnlichkeitsprinzips hat die Nosode durchschlagend gewirkt.

Sie sollten Nosoden jedoch nicht in Eigenregie verabreichen, da es sich um hohe Potenzen handelt, sondern in Absprache mit Ihrem Arzt.

Die Krankheiten im Einzelnen

Scharlach

Wie anfangs im allgemeinen Teil erwähnt, kann Scharlach erfolgreich homöopathisch behandelt werden. Dies sollte aber nie in Eigenregie erfolgen, da ein Laie mit der Beurteilung der Krankheit überfordert ist.
Ärztliche Begleitung ist von Anfang an erforderlich, gleichgültig, welche Therapie verordnet wird.

Verursacht wird Scharlach durch Streptokokken, deren Giftstoffe die Krankheitserscheinungen produzieren. Scharlach ist eine dankbare Krankheit bei homöopathischer Unterstützung. Allerdings müssen die Regeln für die Behandlung eingehalten werden, um den kleinen Patienten nicht zu gefährden.

Krankheitsbild Plötzlicher Beginn mit hohem Fieber, Erbrechen, dann Halsschmerzen und Schluckbeschwerden. Innerhalb kurzer Zeit sehen Sie ein heißes Gemälde in rot: Gesicht, Lippen und Hals sind hochrot, innerhalb weniger Stunden dampft das Kind. Anfangs ist die Zunge noch belegt, nach ein paar Tagen zeigt sich die typische Himbeerzunge.

Heute beobachtet man oft nicht mehr das klassische Bild des Scharlachs, sondern einen verzögerten Verlauf mit mäßigem Fieber.

Homöopathische Behandlung

Gleich zu Beginn eine Dosis	**Belladonna**
Die Gabe weiterer Mittel und die Behandlung selbst sollen durch Ihren Arzt erfolgen.	
Siehe auch Kapitel 4 allgemein.	

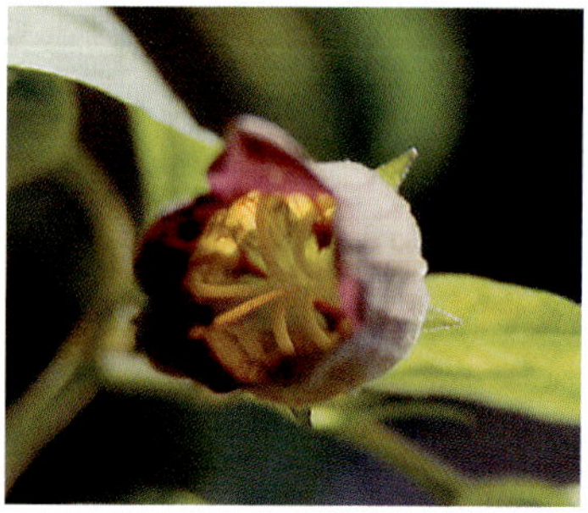

Belladonna-Blüte

Vermeiden Sie Rückfälle durch vorsichtiges Verhalten; lassen Sie das Kind z. B. nicht zu früh auf den Spielplatz. Normalerweise werden zwei bis drei Wochen Bettruhe verordnet. Mit homöopathischer Unterstützung beobachtet man häufig eine Verkürzung der Krankheitsdauer.

Dreitagefieber

Diese Krankheit kann anfangs dem Scharlach ähneln: sie ist grundsätzlich harmlos. Meist tritt sie nach dem ersten Lebenshalbjahr und bis zum Alter von drei Jahren auf. Ursache ist ein Virus, der durch Tröpfchen übertragen wird.

Krankheitsbild Plötzliches, hohes Fieber mit relativ gutem Allgemeinzustand des Kindes – im Gegensatz zum Scharlach. Nach dreitägigem Fieber tritt am Körper und im Nacken ein fleckiger, hellroter Hautausschlag auf, dessen Dauer von einigen Stunden bis zu zwei Tagen reicht. Leichtes Halsweh oder Schnupfen können sich einstellen. Mögliche Komplikationen sind Durchfall, Husten oder Lymphknotenschwellungen.

Homöopathische Behandlung

Zu Beginn	**Belladonna**
anschließend	**Ferrum phos.**
Im Fieberstadium bei Schwellung der Augen, Fieber ohne Durst und Müdigkeit	**Apis**
Bei Fieber mit Schwäche, Blähungen, Schweiß und Kopfschmerzen, eventuell mit normalem Appetit	**China**
Zur Ausheilung	**Eupatorium purp.**

Keuchhusten

Keuchhusten entsteht durch das Bakterium Bordetella pertussis; das von den Bakterien erzeugte Gift erzeugt die lästigen Symptome.

Der besondere Tipp

Da man zu Beginn kein typisches Hustenbild erkennen kann, ist die homöopathische Behandlung des Anfangsstadiums besonders wichtig – also nicht einfach zuwarten und nichts tun, bis es vielleicht besser wird. Und: lieber gleich zu Beginn vom Arzt abhorchen lassen! Homöopathische Hustenmittel siehe Kapitel 11, Seite 135–137.

Krankheitsbild Keuchhusten verläuft in drei Stadien:

1. Zunächst das Fieberstadium mit Schnupfen und unspektakulärem Husten, das etwa ein bis zwei Wochen anhalten kann.
2. Erst im zweiten Stadium finden die typischen Anfälle statt – ziehendes Geräusch beim Einatmen, dann Husten wie ein Maschinengewehr und Brechreiz. Dabei roter Kopf und mehr oder weniger Atemnot.
3. Im dritten Stadium langsames Nachlassen der Hustenanfälle.

Keuchhusten muss immer ärztlich behandelt werden!

Homöopathische Unterstützung

Im ersten Stadium kommen die im Kapitel „Husten“ beschriebenen Mittel zur Anwendung. Bei intensivem Husten in diesem Stadium sollte gleich die Nosode Pertussinum verabreicht werden.
Im zweiten Stadium ist relativ oft ein bereits von Hahnemann beschriebenes Mittel passend, der Sonnentau **Drosera**

Masern

Masern ist eine Viruserkrankung mit 10–14 Tagen Inkubationszeit und wird durch Tröpfcheninfektion übertragen (Husten, Niesen oder Kontakt).
Krankheitsbild Das Vorstadium ist gekennzeichnet durch Schwäche, Fieber, Schnupfen, Husten und eventuell Halsweh. Rötlicher Ausschlag

im Mund, bei dem ab dem dritten Tag weißliche Flecken hinzukommen. Nach etwa vier Tagen tritt das Hauptstadium mit hohem Fieber, Augenrötung, Schnupfen, Husten sowie fleckig-rotem Hautausschlag ein, der im Gesicht hinter den Ohren beginnt und sich auf den Körper ausbreitet. Typischerweise sind die Kinder unleidlich und weinerlich.

Auch geimpfte Kinder können Masern bekommen, allerdings in untypischer und abgeschwächter Form.

Unterstützende Maßnahmen

Gleich bei den ersten Anzeichen das am besten passende Mittel geben – siehe Kapitel 4. Dazu Einläufe, Heilkost, Wickel und Bettruhe mit Reizabschirmung (kein Fernsehen oder Ähnliches).

Homöopathische Behandlung:

- Als homöopathisches Mittel bewährt hat sich vor allem die Küchenschelle: Das Kind ist weinerlich und anhänglich, und alle Zustände sind wechselhaft. Trost und Zuspruch helfen. Aus Nase und Augen tritt ein Sekret, das Kind hat wenig Durst, möchte sich abdecken und hat ein Verlangen nach Frischluft **Pulsatilla**

Weitere unterstützende Mittel:

- Zustandsbild ähnlich wie oben, das Kind ist aber eher unruhig, blass mit aufgedunsenem Gesicht. Wärme und warme Getränke werden verweigert, es benimmt sich wie eine nervöse Biene **Apis**
- Reizbare und abweisende Stimmung, viel Durst und harter, trockener Husten **Bryonia**
- Mürrische Stimmung bei normalerweise freundlichen Kindern, die aber jetzt nicht angefasst werden wollen. Rissige Mundwinkel und weiß belegte Zunge, oft Verdauungsbeschwerden **Antimonium crudum**
- Augenbeschwerden im Vordergrund, die mit Brennen, Lichtscheu, ätzender Absonderung und Schnupfen einhergehen, weisen auf den Augentrost hin, der auch als Teeumschlag auf die Augen aufgelegt werden kann; zusätzlich innerlich **Euphrasia**

Die schlechte Nachricht: mögliche Komplikationen Es gibt Komplikationen in Form von Fieberkrämpfen, Lungenentzündung, Ohrentzündungen und kruppartigem Husten. Bedrohlich ist eine mögliche Hirnhautentzündung, deren Häufigkeit mit 1:15 000 bei bis zu fünfjährigen Kindern etwa so groß ist wie Komplikationen nach Impfungen.

Die gute Nachricht: Schutzwirkung der Masern Masern in der Kindheit verringern das Risiko, später Infekte, Immunerkrankungen und Allergien zu bekommen. Das Krebsrisiko auf Lebenszeit verringert sich nach kindlichen Masern um etwa 20 Prozent.

Mumps

Der Mumpsvirus wird durch Tröpfcheninfektion von Mensch zu Mensch übertragen, und zwar mit einer Inkubationszeit von etwa 14–21 Tagen.

Krankheitsbild Vorboten sind Müdigkeit, Appetitverlust, Hals- und Kopfschmerzen. Danach kommt es zu Fieber und einer schmerzhaften Schwellung der Ohrspeicheldrüsen, die meist einseitig beginnt. Normalerweise heilt die Krankheit innerhalb einer Woche ab. Typisch ist folgende Konstellation: Schwellung vor dem Ohr und Abstehen des Ohres, Schmerzen beim Kauen und Öffnen des Mundes.

Homöopathische Behandlung

- Bei anfänglich hohem Fieber, trockenem Mund, aber wenig Durst, wenn Berührung als unangenehm empfunden wird, bei heißem Kopf und kalten Gliedern **Belladonna**
- Zustand ähnlich wie bei Belladonna, aber starke Unruhe, Besserung durch warme Umschläge, belegte Zunge **Rhus tox.**
- Milder Verlauf, das Kind ist weinerlich, hat keinen Durst, ist hitzig, hat Verlangen nach frischer Luft und will umsorgt werden **Pulsatilla**
- Mundgeruch und Speichelfluss, nachts Verschlechterung mit Unruhe, schmierig belegte Zunge **Mercurius solub.**
- Große Reizbarkeit, Jammern und extreme Schmerzempfindlichkeit. Das Kind ist aggressiv, reizbar, launisch und will getragen werden; Besserung durch kühle Umschläge **Chamomilla**
- Schwellung links mit Berührungsempfindlichkeit, morgens und durch Wärme Verschlechterung **Lachesis**
- Schwellung rechts, nachmittags und durch Wärme Verschlechterung. Bei missmutigen Typen mit Neigung zu Verdauungsbeschwerden und Blähungen **Lycopodium**

Unterstützende Maßnahmen: Halswickel
Der Wickel kann kühl sein, wenn dem Kind warm ist oder wenn es fiebert. Intensiver als nur ein kaltes Tuch sind Wickel mit Quark, dem auf ¼ l ein Teelöffel Salz zugefügt wird, oder Heilmoor. Den Wickel etwa drei Stunden belassen und täglich wiederholen. Die abschwellende Wirkung wird durch Zugabe von Säuren (Zitronensaft, Essig) und milden ätherischen Ölen (Rosmarin, Melisse, Arnika, Orangenblüten etc.) unterstützt. Fertigpräparate sind in Apotheken

und im gut sortierten Fachhandel erhältlich. Die befallene Region am Ohr mit einpacken!

Komplikationen Sind bei homöopathischer Begleitung selten. Bei unbefriedigender Besserung in den ersten Tagen ist ärztliche Hilfe hinzuzuziehen.

Röteln

Röteln ist eine Viruskrankheit mit typischem Hautausschlag und meist harmlosen Begleiterscheinungen wie Schnupfen, Husten und mäßigem Fieber. Die Inkubationszeit beträgt 14–21 Tage, meist erkranken Schulkinder. Der Hautausschlag besteht aus hellroten, linsengroßen Flecken, die nicht zusammenfließen, ausgehend vom Gesicht und dem Bereich hinter den Ohren, absteigend zum Körper. Manchmal leichter Juckreiz, der Ausschlag verschwindet nach zwei bis drei Tagen.
Nach überstandenen Röteln besteht lebenslange Immunität; bei der Impfung währt der Schutz nicht so lange.

Homöopathische Behandlung

- Anfangs eine Gabe der Nosode **Rubeola C 200**

Anschließend weitere Mittel je nach Beschwerden:

- Das Kind ist weinerlich; leichte Ohrenbeschwerden, Schnupfen und Drüsenschwellung, dabei kein Durst und Abneigung gegen Wärme und warme Umschläge **Pulsatilla**
- Im Vordergrund Unruhe, das Kind ist nicht im Bett zu halten, eventuell leichte Gliederschmerzen **Rhus tox.**
- Bei ebenso unruhigen Kindern, bei denen aber auch Lymphknotenschwellungen vorhanden sind; wenig Durst **Apis**

Außer diesen Medikamenten kommen auch die im Abschnitt Masern beschriebenen Mittel in Frage, obwohl das Krankheitsbild bei Röteln viel milder ist.

Lokale Behandlung:
Bei Drüsenschwellungen sind zusätzlich Halswickel mit Quark oder Moor lindernd.
Moorwickel: Fertigpackungen von Heilmoor mit 1 Teelöffel Salz

und 1 Esslöffel Essig vermischen und etwa ½ cm dick auf ein Tuch auftragen; dieses um den Hals und die geschwollene Region legen. Darüber zur Fixierung ein Handtuch wickeln und etwa 2–3 Stunden belassen.

Vorsicht!

Röteln in der Schwangerschaft können das Ungeborene schädigen – daher empfiehlt sich hier die Impfung.

Windpocken

Windpocken ist eine meist harmlose, aber lästige Kinderkrankheit, die im Sommer durch den Juckreiz quälend sein kann. Sie ist leicht zu erkennen an den zahlreichen, linsengroßen roten Flecken, die sich zu wassergefüllten Bläschen entwickeln. Sie verkrusten nach einiger Zeit. Begleitend können Schnupfen und in den ersten Tagen Fieber auftreten.

Homöopathische Behandlung

- Eine Gabe der Nosode **Varicella C 200**
- Anschließend bekommt das Kind eine Pflanze, die die Briten von den Indianern mitgenommen haben, nämlich die purpurrote Schlauchpflanze **Sarracenia purpurea C 12**

Man gibt von Anfang an ein paar Tage lang 1–3 × täglich 5 Globuli. Bei Nachlassen des Juckreizes die Gabe stoppen.

Äußerliche Behandlung:
Alle äußeren Anwendungen sollten kühl oder höchstens lauwarm sein, da sie sonst den Juckreiz verstärken! Vor allem im Gesicht sollte das Kind die juckenden Pusteln nicht aufkratzen. Die üblichen Schüttelmixturen brennen meist; angenehm lindernd sind Umschläge mit Heilmoor (siehe Seite 62, ganz unten) oder Waschungen mit folgender Mischung:
Je einen Teil Ringelblumen, Kamille und Johanniskraut mischen. Zirka 2 Esslöffel davon mit 1 l kochendem Wasser übergießen, 10 Minuten ziehen lassen, abseihen und 1 Teelöffel Salz hinzugeben. Mit einem Waschlappen vorsichtig die Haut abwaschen und trocknen lassen.

Diese Pflanze fängt Insekten mithilfe eines Schlauches, der mit süßlich riechendem Nektar gefüllt ist. Geraten Insekten hinein, verhindern die nach innen gerichteten Haare ein Entkommen. Im englischsprachigen Raum wird dieses Mittel als spezifisch für Windpocken beschrieben.

Pfeiffer'sches Drüsenfieber

Das Pfeiffer'sche Drüsenfieber ist eine Infektionskrankheit, bei der es hauptsächlich zu Rachenentzündung, Blutbildveränderungen und Milzvergrößerung kommt. Da die Krankheit ziemlich unterschiedliche Erscheinungsbilder aufweist, wird sie oft nicht gleich erkannt; außerdem gibt es etwa ein Dutzend ähnliche Krankheiten, die gerade am Anfang von einem Arzt ausgeschlossen werden sollten.
Komplikationen gibt es selten; eine sofortige Behandlung hilft, die Erkrankung rasch zu überwinden.

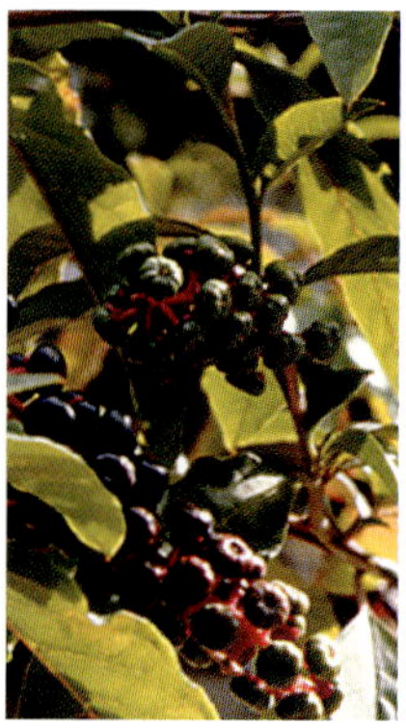

Phytolacca

Homöopathische Behandlung

- Zunächst die Nosode **Mononukleose C 200**

Anschließend Mittel für die Halsbeschwerden:

- Weißliche Beläge auf den Mandeln, vergrößerte Mandeln und Schluckbeschwerden, Lymphdrüsenschwellung am Hals, das Schlucken wird besser durch kühle Getränke **Phytolacca**
- Im Anfangsstadium gibt man bei den ersten Halsbeschwerden die bei Halsschmerzen (siehe Seite 131–132) bewährten Mittel **Lachesis, Mercurius solub.**

Ringelröteln

Diese ziemlich seltene Viruskrankheit tritt vor allem im Schulalter auf und wird durch Tröpfcheninfektion übertragen. Die Krankheit beginnt manchmal, aber nicht immer, mit Fieber und Kopfschmerz; erst etwa zwei bis drei Wochen nach der Ansteckung kommt es zu einem roten Hautausschlag im Gesicht, am Rumpf und an den Außenseiten der Arme und Beine. Typischerweise sind es girlandenförmige Flecken, die jucken können und innerhalb von ein bis drei Wochen verschwinden.

Homöopathische Behandlung

Zu Beginn je nach den Symptomen – siehe Kapitel 4.
Meist passt **Eupatorium purp.**

Was nach überstandener Kinderkrankheit wichtig ist

- Das Kind soll mindestens drei Tage fieberfrei sein – erst dann darf es außer Haus. Mindestens eine Woche warten bis zum ersten Sport.
- Vor Rückfällen schützen – warm anziehen, bei Kälte im Freien den Mund geschlossen halten.
- Das Kind bremsen, wenn es das Versäumte nachholen und große Mengen süßer oder kalorienreicher Kost zu sich nehmen will. Nahrhafte Speisen und Süßes frühestens nach einer Woche geben!
- Bei leichten Beschwerden, Schnupfen und Müdigkeit nach Infektionskrankheiten hilft oft gut **Eupatorium purp. C 12**
  Man gebe 3 Tage lang 2 × täglich eine Dosis.
- Eventuell abwehrsteigernde Mittel verabreichen – siehe „Kapitel E".

Ein besonderer Tipp zur Entgiftung – der „Aloe-Cocktail"

Nach Infektionskrankheiten oder anderen schwächenden Leiden gab meine Mutter mir immer Weinchadeau. Ich habe mich zwar darauf gestürzt, aber ob dieser Zuckerstoß immer gut war, steht auf einem anderen Blatt. In meiner Praxis hat sich folgender „Cocktail" bewährt:

Aloe-Cocktail

Zutaten:
Aloe-vera-Trinkgel – je nach Konzentration, die man an der Bitterkeit schmeckt, 1 Esslöffel oder weniger
Ayurveda-Pflanzen in flüssigem Glycerin (Astragalus, Eleutherococcus etc.); davon zirka 10 Tropfen
½ Teelöffel Heilmoor
1 Tropfen Stevia (siehe Kapitel 8, Seite 89)
1 Tropfen Vanilleextrakt

Die Zutaten zusammenmischen und mit ¼ l Wasser auffüllen. Der Cocktail hat einen recht guten Geschmack und sollte 1 × täglich etwa 2 Wochen lang eingenommen werden.

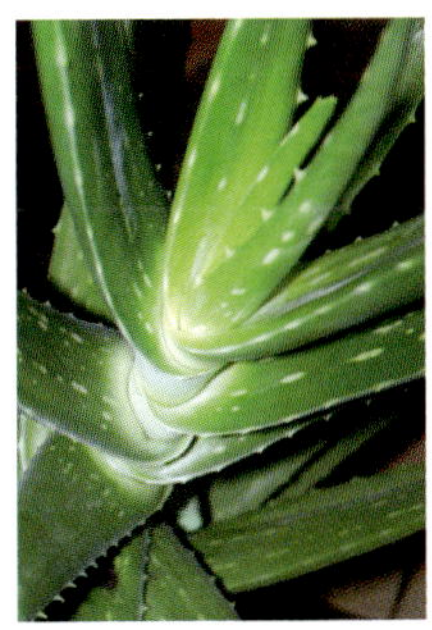

Aloe vera

Übersicht über die wichtigsten Infektionskrankheiten

Krankheit	**Inkubations-zeit**	**Anfangssymptome**	**Erstes Mittel**	**Ansteckend für andere**
Scharlach	2–4 Tage	Plötzliches, hohes Fieber, Erbrechen, Halsweh	Belladonna	Wochenlang
Keuchhusten	7–21 Tage	Wie bei Erkältung, Husten	Bryonia, Spongia	Bis ca. sechs Wochen nach Beginn
Masern	9–12 Tage	Fieber, Husten, Schnupfen	Belladonna, Pulsatilla	Bis zum Verschwinden des Ausschlags
Mumps	14–21 Tage	Einseitige Halsdrüsenschwellung	Pulsatilla	Bis 14 Tage nach Beginn der Drüsenschwellung
Röteln	14–21 Tage	Wie bei Erkältung, dann Ausschlag	Eupatorium purp.	Bis 14 Tage nach Beginn des Ausschlags
Windpocken	14–21 Tage	Roter Ausschlag, dann Bläschen	Rhus tox.	Bis zu einer Woche nach Eintrocknen der Bläschen
Pfeiffer'sches Drüsenfieber	10–50 Tage	Wie bei Erkältung, geschwollene Halsdrüsen	Phytolacca	Nicht genau zu bestimmen; solange Viren vorhanden sind
Ringelröteln	10–18 Tage	Wie bei Erkältung, später Hautausschlag	Eupatorium purp.	Zehn Tage vor Auftreten des Ausschlags, nachher nicht mehr
Dreitagefieber	5–15 Tage	Schnupfen, zartroter, fleckiger Ausschlag, am Körper beginnend	Belladonna, Ferrum phos.	Bis zum Ende der Erkrankung

6 Vorbeugen statt leiden – Vorsorge zur Gewohnheit machen

Vorbeugen ist besser als heilen!

Abhärtung – gelobt sei, was stark macht?

Bereits im 18. Jahrhundert gab es den Begriff Abhärtung. Man versteht darunter alle Maßnahmen, die das Immunsystem des Körpers stärken und ihn weniger anfällig gegen Krankheiten machen.

So wie eine Pflanze sachgerecht durch den Gärtner gepflegt werden muss, sollte auch das Kind entsprechende Pflege bekommen.

Aus meiner eigenen Kindheit kann ich mich noch an Kraftsprüche wie den oben zitierten – „Gelobt sei, was stark macht!" – erinnern. Mein Vater meinte es gut – er stammte aus einer Lehrerfamilie, war selbst Lehrer und noch unter dem alten militärischen Drill aufgewachsen. Gut gemeint war es von ihm, dass wir Kinder uns morgens kalt waschen mussten. Da ich ein schwächliches Kind war, musste ich abgehärtet werden – meinte er. Aber in dieser Form war es leider kontraproduktiv.

Abhärten – aber richtig! Mit Abhärtung ist nicht gemeint, das Kind ins kalte Wasser zu werfen. Heute wird vielerorts Babyschwimmen angeboten – dabei bekommen Kinder auf genussvolle Weise Kontakt mit dem nassen Element. Erst wenn sie energiegeladen sind, kann man behutsam mit Wechselbädern oder Kaltwasseranwendungen beginnen. Ein Kurs bei einer Kneipp-Vereinigung kann dafür sehr hilfreich sein.

In alten Quellen wird eine Abhärtungsmaßnahme empfohlen, die bereits ab der sechsten Lebenswoche durchgeführt werden kann: Die Beine des Kindes zirka zehn Sekunden lang spielerisch in lauwarmes Wasser eintauchen und dann gut abtrocknen. Die Zeitdauer der Anwendung soll jede Woche verlängert werden.

Starke Sprüche machen oft mehr kaputt, als sie nützen – fangen wir einmal sanft an!

„Gelobt sei, was stark macht" – das war jahrzehntelang eine Devise, die inhaltlich zwar richtig ist, in der Praxis aber oft falsch umgesetzt wurde. Barfußlaufen im Freien ist z. B. gesund, wenn die Füße danach aufgewärmt werden. Grundsätzlich barfuß herumzulaufen, schafft jedoch meistens eine erhöhte Erkältungsanfälligkeit über dem Nierenmeridian.

Erkrankung infolge kalter Füße Kinder laufen gern barfuß – dies führt mitunter zu akuten Problemen. Als erste Maßnahme empfiehlt sich ein Überwärmungsfußbad.

Überwärmungsfußbad

Füße in gut warmes Wasser geben, Fichtennadelbalsam zusetzen, langsam heißes Wasser einlaufen und in der gleichen Menge abrinnen lassen. Dies soll etwa fünf Minuten dauern; danach warme Socken anziehen.

Homöopathische Behandlung:
Entstehen Beschwerden wie Schnupfen oder Fieber infolge kalter Füße, empfiehlt sich zunächst **Dulcamara**

Die Regulationsfähigkeit des Körpers testen Vom ersten Kapitel an haben wir die Vorteile der Regulationsmedizin kennen gelernt. Wie aber können wir die Fähigkeit des Körpers, zu regulieren, testen? Über 50 Jahre Entwicklungsarbeit wurden darauf verwendet, mittels Wärmemessung an der Haut das Regulationsverhalten messbar zu machen. Das Ergebnis ist die Regulationsthermographie nach ROST. Professor Rost war als Pionier lange an der Universitätsklinik in Tübingen tätig und hat nach mühsamen Anfängen dank der Weltraumtechnik in den 90er-Jahren ein solides Verfahren entwickelt. Das Messverfahren ist bei Kindern ab dem Schulalter anwendbar.

Was die Regulationsthermographie anzeigt

- Die Gesamtregulation des Körpers im Überblick
- Die Regulation einzelner Organe
- Differenzierung bei chronischen Entzündungen, Allergien, Verdauungsstörungen, chronischen Infekten und Hinweisen auf bösartige Erkrankungen
- Aussagen bei Krankheiten, wo Blutwerte und klinische Befunde in Ordnung sind, das Kind aber nicht gesund ist

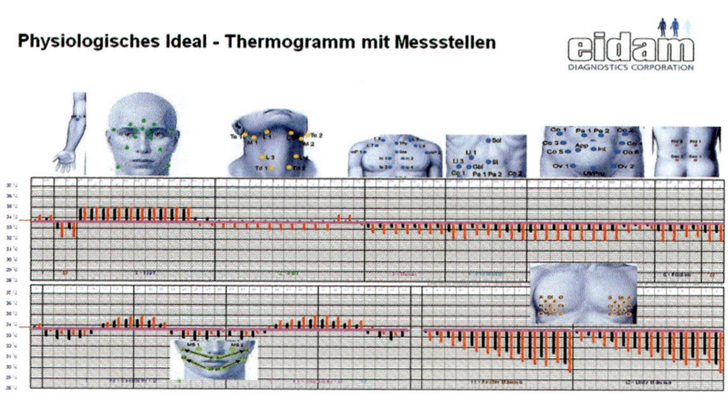

Die Messtechnik ist einfach und für das Kind nicht belastend. Das Verfahren wird von Ärzten und Zahnärzten, die auf Regulationsmedizin spezialisiert sind, angeboten.

Zähne und Zahnpflege – nicht wie im alten Rom

Wie gesund war das Zähneputzen im Altertum? Heute ist Zähneputzen dank verschiedenartigster und auch wohlschmeckender Zahnpasten keine Quälerei mehr. Die Ärzte im alten Rom empfahlen, die Zähne mit Urin zu bürsten – speziell mit Urin aus Portugal, um die Zähne hell zu machen. Verständlich, dass das wenig attraktiv war. Die alten Ägypter waren vor 4000 Jahren bereits fortschrittlicher. Sie verwendeten Weinessig und gemahlenen Bimsstein, eine Mischung, die mit Kaustäbchen angewendet wurde.

Sagen Sie zu Ihrem Kind ruhig einmal „Du alter Römer!", wenn es ein Zahnputzmuffel ist.

Das Thema Zahnpflege eignet sich gut, um Kinder zur Eigenverantwortung anzuleiten. Eltern sollten sich dafür viel Zeit nehmen!
Der sympathische Zahnarzt ist der, den man nicht braucht – wegen guter Zahnpflege! Jedoch brauchen wir den Zahnarzt natürlich für regelmäßige Kontrollen, nur dadurch lässt sich der Kariesteufel besiegen.

Richtig Zähne putzen

Bürste etwas schräg, zum Zahnfleisch gerichtet, ansetzen. Mit wenig Druck leicht kreisende Bewegungen vom Zahnfleisch zur Zahnfläche ausführen, von den hinteren Zähnen zu den Schneidezähnen. Etwa drei Minuten lang das ganze Gebiss putzen. Kauflächen und Innenseiten sorgfältig abbürsten.
Zusätzlich Zahnseide und Zwischenraumbürsten verwenden – am besten, Sie lassen sich vom Zahnarzt beraten und machen gemeinsam mit Ihrem Kind einen Kurs „Richtiges Zähneputzen"!

Woraus Zahnpasten bestehen Natürliche Zahnpasten bestehen aus einfachen Rohstoffen wie Kalk oder Kreide. Theoretisch können Sie eine Zahnpaste aus folgenden Rohstoffen basteln: 1 Teelöffel Schmierseife, 3 Esslöffel geriebene weiße Kreide, ein paar Tropfen Nelken- oder Minzöl und so viel Wasser, dass daraus eine Paste wird.
Heute bestehen Zahnpasten neben reinigenden Stoffen (Tensiden) auch aus Putzkörpern, die die Beläge abschmirgeln, sowie aus Wirkstoffen wie Fluoride und Kräuter. Das sind die wesentlichen Inhaltsstoffe, denen als

Ergänzung Bindemittel, Feuchthaltemittel, Konservierungsmittel, Aromen sowie Farb- und Geschmacksstoffe hinzugefügt werden.
Vorsichtig sollten Sie bei bleichenden Zahnpasten sein, da sie Stoffe enthalten, die bei Daueranwendung die Zähne schädigen können.

2 × täglich Zähneputzen muss eine Gewohnheit werden, ohne dass man dem Kind dafür nachlaufen muss! Jedoch sollte man nach den „Putzkünsten" eines kleinen Kindes noch einmal nachputzen.

Homöopathie und Zahnpasta Aus zahlreichen Beobachtungen geht hervor, dass scharfe ätherische Öle die Wirkung homöopathischer Mittel schwächen können, genauso wie Kaffee, Nikotin und andere starke Genussmittel. In den meisten Zahnpasten sind Kampfer oder Menthol, wenn überhaupt, nur in geringen Mengen enthalten. Da sich Kinder mit sehr scharfen Zahnpasten kaum anfreunden, ist die Gefahr in dieser Hinsicht weniger groß. Jede milde Zahnpaste, auch wenn sie ätherische Öle enthält, kann während einer homöopathischen Behandlung verwendet werden.
Zahnbürsten sind jedoch auch Keimbrutstätten – erneuern Sie sie daher oft genug, insbesondere nach infektiösen Krankheiten.

Der besondere Tipp

Zähne werden durch sehr saure und süße Stoffe leicht angegriffen. Innerhalb weniger Minuten beginnen Zersetzungsvorgänge am Zahnschmelz. Daher: Wenn Ihr Kind schon etwas nascht oder süße Getränke trinkt, lassen Sie es ein paar Schluck Wasser nachtrinken! Dies reinigt den Mund und verdünnt die Speisen im Magen.

Wenn die Zähne Löcher haben

Eigentlich sollten Zähne bei guter Pflege vom Kariesteufel verschont bleiben.

Akuter Zahnschmerz – erste Hilfe Leider ist es oft schon zu spät, wenn sich ein Zahn mit Schmerzen meldet – da hat die Karies schon etwas angeknabbert! Der Gang zum Zahnarzt ist dann unvermeidlich. Besser ist es, regelmäßig zur Kontrolle zu gehen, bevor es wehtut!
Zur Überbrückung bis zum Zahnarzttermin kann man sich folgendermaßen helfen:

Lokale Anwendung

Vorsichtig einen Tropfen Nelkenöl auf den Zahn auftupfen.

Homöopathische Behandlung:

- Bei Zahnschmerzen, vor allem dann, wenn das Aufeinander-Beißen den Schmerz lindert **Plantago major**

Bei Zahnschmerz mit großer Reizbarkeit, Unruhe und dem Bedürfnis nach Zuwendung **Chamomilla**

Theoretisch müsste man bei guter Pflege und Kontrolle durch den Zahnarzt sein Gebiss bis ins hohe Alter erhalten können. Leider gibt es aber schon konstitutionelle Unterschiede. Manche Kinder neigen eher zu Problemen mit dem Zahnschmelz als andere. In der Homöopathie sehen wir das oft bei Kindern, denen Calciumverbindungen, Silicea oder Mercurius gut tun.
Durch eine Begleitung mit dem passenden Mittel lassen sich diese Probleme verbessern. Ebenso wichtig sind aber vernünftige Ernährung und regelmäßiges Zähneputzen.

Was unbedingt zu vermeiden ist

Durch Karies zerstörte Milchzähne entstehen oft durch stundenlanges Nuckeln am Fläschchen. Nicht nur Zucker, auch Fruchtsäfte können durch Fruchtzucker und Fruchtsäuren Zähne empfindlich schädigen. Trinken und Essen soll so früh wie möglich zeitlich eingegrenzt werden. Wenn es eine süße Nascherei gegeben hat, dann mit Leitungswasser nachspülen lassen.

Nachrichten vom Amalgam

Welche Nachricht wollen Sie zuerst hören? Die schlechte oder die noch schlechtere? Das Problem der Füllmaterialien ist immer noch aktuell – leider wird giftiges Amalgam immer noch routinemäßig verwendet, obwohl es genügend Alternativen gibt.
Die gute Nachricht: Amalgam ist für den Zahnarzt einfach zu verarbeiten. Die Reste müssen zwar als Sondermüll entsorgt werden, dennoch kommt das die Kasse am billigsten.
Die schlechte Nachricht: Amalgam ist gesundheitsschädlich – langsam, schleichend, an den Zähnen und im ganzen Körper.
Die noch schlechtere Nachricht: Wer Amalgamplomben hat, muss sie mühsam wieder entfernen und sich entgiften lassen; eine aufwändige Neuversorgung kostet Zahnsubstanz, Geld und Nerven. Fazit: gleich eine optimale Versorgung anstreben! Amalgam sollte nicht erst bei Krankheitserscheinungen entfernt werden, sondern so schnell wie möglich!
Was macht Amalgam? Amalgam ist eine Mischung aus Quecksilber,

Silber, Zinn und Kupfer. Da es giftig ist, muss es der Zahnarzt als Sondermüll entsorgen. Warum diese Substanz in den Körper eingebracht wird? Weil man von der Annahme ausgeht, dass das Material in gehärteter Form unschädlich sei. Was leider nur teilweise stimmt; akute und chronische Folgeerscheinungen sind häufig zu beobachten. Da auch winzige Spuren von Quecksilber im ganzen Körper toxisch wirken, kann Amalgam grundsätzlich an allen Organen Störungen hervorrufen. Am häufigsten beobachtet man allgemeine Schwäche, Anfälligkeit – vor allem gegen Infekte –, Allergien, Verdauungsstörungen, Konzentrationsstörungen und andere Störungen des Nervensystems.

Das Kapital gesunder Zähne lernen manche erst dann schätzen, wenn es Ruinen gibt.

Die eigenen Erfahrungen sind nicht immer die angenehmsten, aber die wichtigsten! Ich persönlich hatte als Kind einen gnadenlosen Zahnarzt. Wie es sich für einen „Nachkriegsschwächling" gehört, hatte ich von Anfang an schlechte Zähne. Vollgepflastert mit Amalgamfüllungen, litt ich in den darauf folgenden Jahren immer wieder an Nebenhöhleneiterungen, die mit der großen Spritze punktiert werden mussten. Später bekam ich literweise Antibiotika. Eine Menge von Folgekrankheiten musste ich bis zu der Sternstunde erdulden, als ich auf einen biologisch ausgebildeten Arzt traf. Erst nach zwei Sanierungen, die alles andere als angenehm waren, habe ich heute ein gutes Gebiss und eine gute Gesundheit. Dieses Martyrium möchte ich niemandem wünschen – deshalb investieren Sie gut in die Gesundheit Ihrer Kinder.

Gift im Mund – was tun?

Die wichtigsten Fakten in Kurzform:

- Die Entfernung von Amalgamfüllungen muss geplant und professionell durchgeführt werden. Dazu gehören ein Zeitplan sowie Maßnahmen während und nach der Amalgamentfernung.
- Allergietest: Oft wird die Entfernung von Amalgam von einem Allergietest abhängig gemacht. Allergien sind extrem selten, daher ist dieser Test nutzlos. Es handelt sich ja nicht um eine Allergie im herkömmlichen Sinn, sondern um eine schleichende Vergiftung.
- Zeitplan: Etwa ein Viertel des Gebisses pro Kalenderquartal.
- Während der Entfernung Stoffe zu sich nehmen, die Metallionen binden, z. B. Chlorella (ein Algenpräparat; im Handel erhältlich). Da dies nur mäßig schmackhaft ist, kann man das grüne Pulver oder die geöffneten Kapseln in Gemüse einrühren.
- Nach dem Entfernen chemische Schwermetallentgifter (für ältere Kinder; auf Rezept erhältlich) sowie homöopathisch potenziertes Amalgam einnehmen. Ohne diese so genannte Ausleitung bleiben Metallspuren jahrzehntelang im Gewebe.

Über ideale Ersatzmaterialien informiert der biologisch ausgebildete Zahnarzt. Mittlerweile gibt es eine Unmenge von Füllmaterialien, doch nicht jedes Material ist für jeden Zweck geeignet. Der Trend geht immer mehr zu metallfreien Lösungen, da auch Goldlegierungen unter Umständen Probleme machen. Jedenfalls lohnt die Investition, ein optimal versorgtes Gebiss zu haben!

Der Gang zum Zahnarzt – die richtige Vorbereitung

Lassen Sie sich und Ihr Kind eingehend beraten und aufklären, bevor Sie im Behandlungsstuhl sitzen. Wie immer ist Zeit Geld – und Zeit wird Ärzten vom Kassensystem praktisch nicht oder nur schlecht honoriert. Drängen Sie trotzdem auf eine solide Beratung, auch wenn es etwas kostet. Im Zweifelsfall holen Sie eine zweite Meinung ein. Dies gilt vor allem für kieferorthopädische Fragestellungen und Zahnspangen.
Bei Kieferproblemen muss immer die Wirbelsäule mitbehandelt werden, vor allem die Halswirbelsäule. Immer mehr erkennt man die Wechselwirkungen zwischen Bissebene, Kiefergelenk und Wirbelsäule. Chronische Beschwerden in Form von Kopfweh, Wirbelsäulenproblemen und Hals-Nasen-Ohren-Problemen kommen oft von schlecht versorgten Zähnen. Hier ist neben dem Besuch beim Zahnarzt auch der Gang zum Chirotherapeuten oder Osteopathen wichtig.
Dem Kind die Angst vor dem Zahnarzt nehmen Mit spielerischen Methoden, wo am großen Zahnmodell gearbeitet wird, kann man Kindern die Angst vor der Behandlung nehmen.

Unterstützend vor der Zahnbehandlung

Beruhigende Tees, z. B. eine Mischung aus Johanniskraut, Melissenblättern, Eisenkraut (Verbene) und Minze. Die Kräuter zu gleichen Teilen mischen, eine Prise auf 1 l Wasser geben, 10 Minuten ziehen lassen.

Homöopathische Behandlung:
Am Tag vor dem Zahnarztbesuch, wenn das Einschlafen Probleme macht, oder ein paar Stunden vorher bei heftiger Anspannung, Nervosität und dem Gefühl von Schmetterlingen im Bauch **Gelsemium C 30**

Notfall: Der ausgeschlagene Zahn Ein ausgeschlagener Zahn kann gerettet werden! Siehe Kapitel 14, Seite 198.

Impfungen und Impffolgen – von den Kuhpocken bis heute

Nachdem man Ende des 19. Jahrhunderts Mikroben als Ursache von Krankheiten entdeckt hatte, wurde die Entwicklung von Impfstoffen ein vorrangiges Ziel medizinischer Forschung. Vor allem Louis Pasteur, der auch den Begriff „Vaccination" – vom lateinischen Wort vacca für Kuh – prägte, war hier Vorreiter.

Der erste Versuch einer Impfung hatte eben mit einer Kuh zu tun: 1796 beobachtete der Engländer Edward Jenner, dass Menschen, die sich mit Kuhpocken infiziert hatten, gegen die damals gefürchteten Pocken resistent waren.

Die Entwicklung der Impfung Jenner impfte zunächst einen Jungen mit dem Kuhpockensekret. Er wollte es genau wissen und infizierte das Kind sechs Wochen nach der Impfung mit echten Pocken. Der Junge blieb gesund. Tragisch ist allerdings, dass Jenners eigener Sohn nach dieser Impfung geisteskrank wurde und mit 21 Jahren starb.

Natürlich waren die damals verwendeten Impfstoffe aus heutiger Sicht „heroisch". Die Pockenimpfung forderte tausende Tote und Geschädigte.

Impfen heute – pro und kontra

Was tun, um das kindliche Immunsystem zu stärken? Es heißt, die schmutzigsten Kinder seien die gesündesten – das stimmt zwar nicht immer, aber der Ausspruch enthält ein Körnchen Wahrheit.

Heute wird ständig an einer Verbesserung der Impfstoffe gearbeitet. Aber nicht nur der spezifische Wirkstoff, auch die Konservierungsmittel und die Zusatzstoffe können Probleme verursachen. Da die Impfempfehlungen ständig den aktuellen Bedürfnissen angepasst werden, kann hier auf diese Angaben verzichtet werden. Hatten die ersten Impfstoffe wüste Folgen, müssen wir heute andere Überlegungen anstellen: Es werden immer mehr und bessere Impfstoffe entwickelt, sie werden jeder für sich klinisch getestet und dann freigegeben. Was aber nicht getestet werden kann, ist die Summationswirkung am Kleinkind, wenn alle empfohlenen Impfungen verabreicht werden. Und diese sind eine ganze Menge.

Was grundsätzlich bei Impfungen zu beachten ist Jedes Medikament, so auch die Impfung, hat Wirkungen und Nebenwirkungen. Letztere können in folgenden Formen auftreten:

- Als Impfreaktion: Von leichter, lokaler Reizung der Impfstelle bis zu Fieber, Reizbarkeit, Krampfanfällen, allergischen Reaktionen, neurologischen Symptomen wie schrilles Schreien und Übererregbarkeit, Asthmaanfällen oder allergischen Schocks.

- Ein Sonderfall der Impfreaktion ist die so genannte Impfkrankheit. Sie kommt bei Lebendimpfstoffen vor und imitiert die Krankheit, gegen die geimpft wurde, beispielsweise die Hepatitis.
- Als Impfkomplikation: Diese ist schwerwiegender als eine Impfreaktion und hinterlässt bleibende Schäden. Beschrieben werden hier vor allem neurologische Krankheiten wie Meningitis, multiple Sklerose, Autoimmunerkrankungen, Rheuma oder Diabetes.

Die Impfung fordert das Immunsystem, bevor sie es fördert Impfungen kosten den jungen Organismus Kraft, da dieser aufgrund der Impfung Antikörper bildet. Je jünger, umso größer ist die Kraftanstrengung, weil das Immunsystem noch unreif ist.

Vom ersten Lebenstag des Kindes an lernt das Immunsystem ständig; mit etwa acht Monaten kann sich der Säugling selbst gegen Krankheitserreger wehren. Der Nestschutz der Mutter, also das mütterliche Antikörpergeschenk über Plazenta und Muttermilch, wirkt nach dem Abstillen noch einige Monate nach.

Dies ist das Dilemma: Man will einen möglichst perfekten Schutz ohne Risiko erreichen.

Worauf vor der Impfung zu achten ist

- Das Kind soll gesund sein
- Der Arzt, der impft, ist zur Aufklärung verpflichtet
- Vor und nach Impfungen sind homöopathische und pflanzliche Mittel zur Unterstützung hilfreich
- Bei Verdacht auf Probleme im Zusammenhang mit der Impfung sofort reagieren und den Arzt konsultieren
- Impfschäden sind nicht vorhersagbar. Eine Impfung kann bestens vertragen werden, eine zweite nicht mehr

Wie man unerwünschten Reaktionen begegnet

Beraten Sie sich mit Ihrem Arzt, wenn Ihr Kind nach der Impfung Reaktionen zeigt. Meine Mutter berichtete, dass ich nach jeder Impfung einen Entwicklungsstillstand durchgemacht hätte. Der darauf angesprochene Kinderarzt zeigte sich nicht sehr beeindruckt. Probleme können sofort und mehr oder weniger heftig auftreten, sie können sich aber auch erst im Laufe von einigen Wochen danach zeigen, sodass sie meist nicht mehr mit der Impfung in Zusammenhang gebracht werden. Obwohl derartige Ereignisse an die Gesundheitsbehörde gemeldet werden müssen, scheinen in der Statistik nur relativ wenige Fälle auf.

Achtung vor Aberglauben Wenn Sie in alten Büchern über Impfungen und die damit verbundenen Schadensfälle lesen, seien Sie vorsichtig! Die meisten Angaben beziehen sich auf die damaligen Verhältnisse und gelten heute in dieser Form nicht mehr.

Was vor der Impfung getan werden kann Dazu gibt es in der naturheilkundlichen Erfahrung viele divergierende Angaben. Nachstehend finden sich einige Möglichkeiten.

Homöopathische Behandlung

Vor der Impfung:

Langzeitvorbeugung zur Stärkung der Abwehrkräfte: Siehe Kapitel 7

- Eine Woche vor der Impfung die Gabe der Impfstoffnosode. Falls diese nicht erhältlich ist: die Krankheitsnosode. Falls diese auch nicht erhältlich ist, dann **Thuja C 30**

Nach der Impfung:

- Nach der Impfung kann gegeben werden: eine Dosis **Ledum C 200**

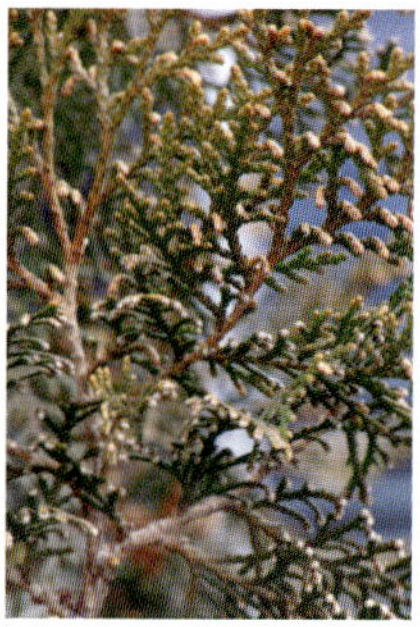

Thuja

Falls sich in den darauf folgenden Tagen Fieber oder eine akute Krankheit einstellt, muss das Mittel aufgrund der Symptome gewählt werden.

- Empfehlungen in der alten Literatur gegen Impffolgen mit Fieber und Rotlauf an der Impfstelle: zunächst **Thuja**
- Bei höherem Fieber **Belladonna, Apis**
  Siehe auch Kapitel 4.
- Bei Fieber, Durchfall, Schlaflosigkeit und Unruhe nach der Impfung, bei Kindern, die verfroren und kälteempfindlich sind, zu Hautkrankheiten, Allergien und Infekten neigen **Thuja C 30**
- Fieber mit blassem Gesicht, wenig Durst, Aufschreien in der Nacht und Schlafstörungen, nervöse Symptome **Apis C 12**
- Hautausschläge nach der Impfung, eventuell Fieber mit Hals- und Kopfschmerzen, Zerschlagenheitsgefühl und Gliederschmerzen **Kalium chlor. C 12**
- Fieber mit großer Hitze, Durchfall und/oder übel riechenden Absonderungen, Schwitzen, großer Durst, reizbare Stimmung **Sulfur**

7 Chronische Krankheiten erfolgreich verhindern – die „-itis"-Spirale unterbrechen

Wer erst dann etwas gegen die Krankheit tut, wenn er zu leiden beginnt, ist wie ein Feldherr, der die Rüstung für seine Soldaten schmiedet, wenn der Krieg bereits begonnen hat Altchinesische Weisheit

Warum Krankheiten chronisch werden

Im ersten Kapitel haben wir bereits den Ablauf von Krankheiten, die nicht sofort ausheilen, beobachtet. In der Sprache der Mediziner bekommt die Entzündung, um die es sich meistens handelt, die Endung „-itis". So heißt die Nebenhöhlenentzündung Sinusitis, die Blasenentzündung Cystitis und die Herzmuskelentzündung Myocarditis. Viele kleine Patienten dürften eigentlich nicht Rosi, sondern Rositis, und nicht Franz, sondern Franzitis heißen, weil sie dauernd irgendwo eine Entzündung haben. Warum eine akute „-itis" chronisch wird, wollen wir jetzt genauer betrachten:

Die „-itis" hat umso mehr Zündstoff, je höher der Blutzuckerspiegel ist. Deshalb werden Kinder nach Festen bevorzugt krank.

Naturvorgänge folgen durchwegs einfachen Prinzipien. Eines davon heißt: Was mich nicht umbringt, macht mich stärker. Das gilt auch für Bakterien, die uns krank machen. Werden durch ein Antibiotikum etwa 90 Prozent der Bakterien erfolgreich vernichtet, überleben die restlichen 10 Prozent. Diese gehen gestärkt aus dem Kampf hervor, vermehren sich mehr denn je und verursachen nach einigen Wochen eine neue Krankheit. Dazu kommt noch, dass sie gegen das einmal eingesetzte Antibiotikum unempfindlich geworden sind – der Mediziner spricht von Resistenz. Ein weiterer Nachteil dieser Therapie besteht darin, dass die gesunden, körpereigenen Bakterien reduziert werden – das Ökosystem ist gestört.

Wie wir Resistenzen vermeiden können

Als Alexander Fleming, der Entdecker des Penizillins, zur Verleihung des Nobelpreises nach Stockholm reiste, war er ziemlich stark verkühlt. Schnupfend begrüßte er den Leiter des Empfangkomitees. Dieser meinte: „Dagegen wirkt es also nicht!" Das ist bis heute so geblieben. Penizillin wirkt nicht gegen Infekte, die durch Viren verursacht werden, was bei einem Schnupfen meistens der Fall ist. Es wirkt gegen Bakterien, die erst einige Tage nach Krankheitsbeginn auftreten und die Beschwerden weiter verschlechtern – zum Schnupfen gesellt sich die bakterielle Infektion und erzeugt gelbes Sekret, Halsentzündung oder Bronchitis.

Nicht die Stärke der Krankheitserreger, sondern die Stärke unseres Immunsystems ist ausschlaggebend dafür, ob und wie wir erkranken oder nicht!

Ein Problem ist die ungerechtfertigte Verordnung von Antibiotika. In meiner langjährigen Praxis habe ich zirka zehnmal im Jahr ein Antibiotikum verordnet – nicht pro Patient, sondern insgesamt. Hier gibt es leider immer noch ärztliche Sünden, wenn gegen banale Störungen zu starke Präparate verordnet werden – oder wenn mangels Ausbildung des Arztes in Komplementärmedizin keine Alternative zu starken Medikamenten angeboten werden kann. Ist ein Antibiotikum nicht wirklich erforderlich, kann man mit sanften Mitteln gut das Auslangen finden, wodurch die Krankheit ausgeheilt wird und keine Immunschwäche zurückbleibt.

Aus Angst vor Komplikationen die chemische Keule schwingen?

Oft wird Eltern bei bestimmten Krankheiten von Ärzten Angst gemacht: „Wenn Sie dieses Medikament nicht geben, kann das Kind einen Herzschaden bekommen". Rein fachlich ist diese Feststellung zwar richtig, aber nur selten zutreffend. Ein Musterbeispiel für diese Situation ist die Krankheit Scharlach.

Homöopathie bei Kinderkrankheiten? Eine deutsche Ärztegruppe hat Dutzende Scharlachfälle mit ausschließlich homöopathischer Behandlung dokumentiert. Der Erfolg, den die Studie dokumentiert, ist ausgezeichnet und sollte allen Therapeuten zu denken geben. Medizinstudenten lernen, dass Penizillin bei Scharlach nicht am ersten, sondern erst am dritten Tag verabreicht werden soll, um dem Körper die Chance zum Aufbau von Antikörpern zu geben. Dadurch wird ein Wiederauftreten der Krankheit verhindert. Homöopathisch kann man bei Scharlach ausgezeichnet unterstützen – welche Therapie im Einzelfall am besten ist, muss der behandelnde Arzt entscheiden. Für Details siehe „Scharlach" in Kapitel 5, Seite 57–58.

Die „-itis"-Spirale durchbrechen Bei chronisch kranken Kindern steht man oft vor dem Rätsel, warum nichts vorangeht. Man tritt auf der Stelle und denkt vielleicht nicht an eine der häufigsten Ursachen: Irgendwo beginnt es: eine Kinderparty – zu viel Süßes – daraufhin Fieber – Antibiotikabehandlung – dann langsame Erholung und schlechte Verdauung – dadurch allgemeine Schwäche und Anfälligkeit – mehr Verlangen nach Süßem, weil dies rasch Energie gibt. Durch hohen Blutzuckerspiegel und schlechte Darmflora erhöhte Anfälligkeit – die nächste Akutinfektion – wieder starke Medikamente und Schädigung der Darmflora sowie des Immunsystems – noch höhere Anfälligkeit, die nächste Virusattacke folgt – die Spirale dreht sich weiter nach unten.

Aus dem Immuntief herauskommen Wenn ein Patient jahrelang chronisch krank ist, befindet sich sein Immunsystem auf einem niedrigen Niveau. Wir haben gesehen, dass die Rückkehr auf eine höhere Stufe dadurch möglich ist, dass man bei jeder akuten oder aufflackernden Krankheit konsequent das passende homöopathische Mittel gibt.

Dadurch wird aus einer chronischen asthmoiden Bronchitis zunächst ein Husten ohne Atemnot und Schleim, dann geht die Krankheit Richtung Nase und heilt schließlich aus.

Wir sind nicht so alt, wie wir Jahre zählen, sondern so alt wie unser Immunsystem. Sonst könnten nicht schon Kinder Krebs bekommen.

Die Beurteilung des Gesundheitsniveaus anhand der Immuntreppe

1. Unterteilen wir die Krankheiten in Gruppen, haben wir im Bereich der ersten Treppe folgende Zustände: Einfache Hautausschläge, eine Entzündung, Eiterungen, Infekte, Ausscheidungsprozesse.
   Hahnemann nannte dies psorische Krankheiten. Im psychischen Bereich sind Schwäche, Ängste und Schüchternheit typisch.
2. Auf der zweiten Stufe finden wir ernstere Krankheiten vor, die sykotisch genannt werden – Wucherungen, Polypen, Allergien, Stoffwechselstörungen wie Diabetes und Rheuma. Typisch dafür ist die überschießende Funktion, psychisch das übertriebene Verhalten, Neid und Egoismus.
3. Auf der dritten Stufe sind Krankheiten vorhanden, die man früher der Syphilis zugeordnet hat – heute vergleichbar mit schweren chronischen Krankheiten wie Knochen- und Bluterkrankungen, Autoimmunkrankheiten, bis hin zu Gewebezerstörung und Krebs. Im Psychischen finden sich Aggression, Zwangsideen, Zerstörungswut und schwere psychiatrische Leiden.

Die Krankheit der kleinen Rosi – chronische Rositis

Die kleine Rosi kam fünfjährig in meine Praxis. Seit über drei Jahren hatte sie ständig Infekte: Schnupfen, der in Bronchitis überging, Husten und Atembeschwerden mit anfangs noch hohem Fieber und fulminanten Beschwerden, dann immer mehr chronisch mit nur mäßigem Fieber. Mehr als ein Dutzend Antibiotikakuren führten dazu, dass schließlich nichts mehr ansprach. Dem Kind ging es auch zwischen den Infekten nicht gut, es war abgemagert, blass und appetitlos. Die Verdauung war schlecht und die Leistungsfähigkeit stark eingeschränkt. Im Krankenhaus signalisierte man den Eltern, dass man nicht mehr so recht weiter wusste; so galt der letzte Versuch der Homöopathie. Das Hauptmittel für derartige Zustände ist neben einigen anderen der Schwefel. Mit Sulfur als Basismittel und einigen anderen Akutmitteln ging es dem Kind ein Jahr später deutlich besser, und nach einem weiteren Jahr war es gesund, was bis heute angehalten hat.
Diese Krankengeschichte steht als Beispiel für tausende. Weltweit können homöopathische Therapeuten davon nicht nur ein Lied, sondern eine ganze Oper singen. Das Ende der Oper ist nicht tragisch, sondern beglückend: Sanfte Medizin erzeugt gesunde, stabile und abwehrstarke Menschen. Dies ist in einer Zeit, wo es Aids und immer aggressivere Erreger gibt, wichtiger als je zuvor.
Resümee: Sanfte Methoden setzen der „-itis" ein Ende. Am besten beginnt man ganz oben auf der Treppe, bevor es eine chronische „-itis" geworden ist.

Wo das Immunsystem seine Wurzeln hat

Schon die alten Chinesen wussten, dass ein kranker Darm Anlass für Schnupfen und Bronchitis ist. Darm und Lunge sind gekoppelte Organe und wie Bruder und Schwester.

Die kleine Inge macht ihrer Mutter Sorgen. Seit einer massiven Darminfektion vor etwa einem Jahr hat sie sich nicht mehr richtig erholt. Damals war sie sogar im Krankenhaus – man vermutete einen Virus –, sie bekam Infusionen und Medikamente. Seither ist ihr Appetit mäßig, sie verträgt vieles nicht mehr, und alle paar Wochen beginnt ein Schnupfen, der sich zu einer massiven Bronchitis ausweitet.
Diese Geschichte ist kein Einzelfall – vielleicht kommt sie Ihnen sogar bekannt vor.
Das Darmimmunsystem ist die Basis dafür, dass sich chronische Zustände etablieren – oder nicht. Hier stehen Nasen- und Bronchialschleimhaut sowie die äußere Haut in energetischer Wechselwirkung. Scheinbar eigenständige Krankheiten haben einen Zusammenhang!

Allergien

Als der Wiener Kinderarzt Freiherr Clemens von Pirquet 1906 den Begriff Allergie prägte, hätte er wohl nicht gedacht, dass hundert Jahre später nahezu jeder dritte Europäer mit dieser Krankheit kämpfen würde. Das aus dem Griechischen gebildete Kunstwort heißt so viel wie „anders, fremd" und „Reaktion, Arbeit". Die konkreten Ursachen für Allergien liegen nach wie vor im Dunkeln. Die wissenschaftliche Forschung setzt mehr auf die Behandlung der Symptome als auf die Bekämpfung der möglichen Ursachen.

Zu Pirquets Zeit begann auch die Erforschung des Immunsystems. Obwohl heute schon viel darüber bekannt ist, scheint es, als werfe eine beantwortete Frage dutzende andere Fragen auf.

Die Allergie ist die Seuche unserer Zeit. Etwa jeder Dritte ist betroffen.

Warum man Neurodermitis und Asthma in einem Atemzug nennen kann Es fängt oft mit dem Vierziger an. Der Milchschorf oder der nach 40 Lebenstagen auftretende „Vierziger" ist das erste Signal einer „anderen, fremden Reaktion". Meist äußert er sich in Schuppen am Kopf, manchmal in zusätzlichen Hauterscheinungen. Gelingt hier eine Ausheilung ohne chemische Substanzen, können spätere Folgekrankheiten hintangehalten werden.

Lokale Unterstützung

Lokale Anwendung von Klettenwurzelöl, das man vorsichtig einmassiert und dann nach etwa einem halben Tag mit einem milden Shampoo abspült.

Homöopathische Behandlung:

- Schuppen mit Bildung von Krusten im Anfangsstadium **Arctium lappa C 12**
  Als Anfangsbehandlung 1 × täglich eine Dosis, maximal eine Woche lang.
- Schuppen ähnlich wie oben, aber mit mehr Jucken und Unruhe in der Nacht **Viola tricolor C 12**

Ansonsten werden so genannte Konstitutionsmittel verabreicht. Die gängigsten Mittel sind Calcium carbonicum, Sulfur, Silicea, Graphit, Antimonium crudum, Arsen, Mercurius solubilis, Natrium chloratum, Sepia und viele andere mehr. Hier ist die Konsultation eines Homöopathen unerlässlich, da im Verlauf der Behandlung auch die akuten Spitzen (Juckreiz oder Fieber) mit homöopathischen Mitteln kuriert werden müssen.

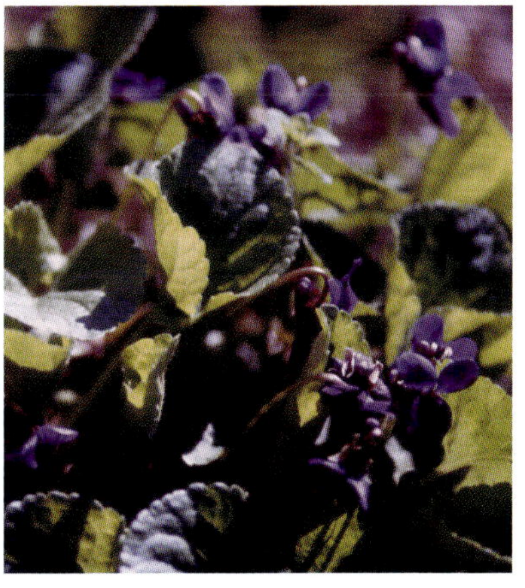

Viola tricolor

Bei Neurodermitis wichtig zu beobachten

- Die befallenen Hautstellen; außerdem die Reihenfolge, in der sie befallen werden
- Das Aussehen der Haut – es erschwert die Findung eines homöopathischen Mittels, wenn nach einigen Wochen Salbenbehandlung die Symptome unklar sind
- Begleiterscheinungen und wann und wie sie auftreten – beispielsweise Jucken, das sich beim Ausziehen immer verschlechtert
- Zusammenhang mit bestimmten Speisen – meist stören Milch oder Milchverbindungen; hier ist der Versuch angebracht, diese Produkte wegzulassen. Als Ersatz saure Sahne (Sauerrahm), Crème fraîche oder Jogurt, mit Wasser verdünnt, verwenden. Falls Kuheiweiß absolut nicht vertragen wird, kann man eventuell Produkte aus Schaf- oder Ziegenmilch nehmen

Was der Hering mit der Haut gemeinsam hat

Nicht nur den Buchstaben H! Es war der amerikanische Homöopath Constantin Hering, der die Rückbildung chronischer Krankheiten in Richtung Gesundheit als erster beschrieben hat. Seither kennt man die Hering'sche Regel:
Krankheiten entwickeln sich von außen nach innen und von lebensunwichtigeren zu lebenswichtigeren Organen. Die Heilung sollte in umgekehrter Reihenfolge erfolgen.
Allergische Krankheiten befinden sich auf der Immuntreppe auf der Stufe zwei bis drei:

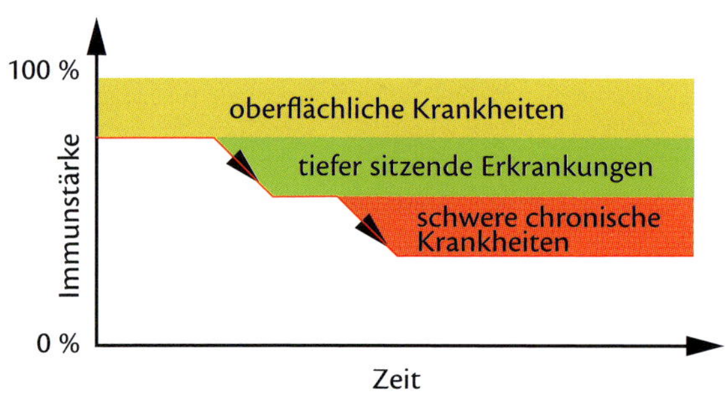

Es geht bergab – warum Asthma entsteht Wird die Haut bei Neurodermitis mit Salben behandelt, die den lästigen Ausschlag schnell wegzaubern, besteht die Gefahr der Unterdrückung der Krankheit. Früher waren es Teersalben, heute ist Cortison das Wundermittel. Die Hering'sche Regel hat sich hier leider oft bewahrheitet: Es ist kein Zufall, sondern eine gesetzmäßige Folge, dass die Krankheit bei schlechter Behandlung von außen nach innen geht. Mit Lungenproblemen ist man auf der Immuntreppe eine Stufe tiefer als mit einer Hautkrankheit. Da Lunge und Darm eng zusammenhängen, kann bei der Unterdrückung von Hautsymptomen auch eine „-itis" im Darm auftreten; man spricht von Colitis.

Die Diagnostik von Allergien bei homöopathischer Behandlung
Eine Vielzahl von Allergietests sind in der letzten Zeit entwickelt worden. Für die homöopathische Therapie kann man dem kleinen Patienten Tests weit gehend ersparen!

Allergietests – wozu überhaupt?

Für die Findung des passenden Mittels sind Allergietests nicht wichtig. Behandelt wird nicht aufgrund des Auslösers oder des Allergens, das beim Test gefunden wird, sondern aufgrund der Beschwerden und Symptome. Diese allein führen zum passenden Mittel. Sind Gräser schuld am Leiden, gibt dies einen gewissen Hinweis, mehr nicht.

Besser als die Nadel: SLIT Seit langem bekannt ist die Desensibilisierung mittels Injektionskuren. Die Nachteile dieser unangenehmen Kur sind Nebenwirkungen und die Gefahr eines allergischen Schocks. Milder und gut wirksam ist die sublinguale Immuntherapie – SLIT: Hier wird ein abgeschwächter Mix der Antigene nach einem Schema unter der Zunge, also sublingual wie in der Homöopathie, über einen längeren Zeitraum verabreicht.
Ähnliches praktiziert man in der Homöopathie schon seit langem bei der Eigenbluttherapie. Diese ist nicht nur bei Allergien, sondern generell zur Stärkung der Abwehrkräfte einsetzbar.

Die Steigerung der Abwehr durch Eigenblutbehandlung

Die verschiedenen Formen der Eigenblutbehandlung gehen auf den deutschen Arzt August Bier zurück. Er beobachtete, dass der bei Knochenbrüchen entstandene Bluterguss die Heilung verbessert. Zunächst injizierte er Blut an die Enden von Knochenbrüchen. Aus diesen Versuchen haben sich verschiedene Formen der Eigenbluttherapie entwickelt. Eigenblut wie einen homöopathischen Rohstoff zu potenzieren, hat sich bei Kindern besonders bewährt.
Wie wird potenziertes Eigenblut hergestellt? Man nimmt einen Tropfen Blut aus der Fingerbeere und gibt ihn in ein Fläschchen mit 100 Tropfen Potenzieralkohol. Diese Mischung wird potenziert, also rhythmisch verschüttelt; das ergibt die C 1. Von dieser ersten Potenz wird ein Tropfen entnommen und in einem weiteren Fläschchen ge-

nauso weiterpotenziert wie die erste Mischung; man erhält die C 2. Grundsätzlich kann jede Apotheke, die homöopathische Mittel produziert, Eigenblutpotenzierungen herstellen.
Meist werden Potenzen zwischen C 3 und C 12 in steigender Abfolge verwendet.

Dosierung und Anwendung Je nach Erkrankung wird mit der tiefsten Potenz begonnen und das Mittel 2 × täglich etwa 3 Wochen lang eingenommen. Beim Auftreten von Heilreaktionen muss pausiert werden.

Der Effekt der Eigenbluttherapie Durch diese kleinen Langzeitreize wird das Abwehrsystem zu größerer Aktivität angeregt. Dies lässt sich durch ein Ansteigen der Zahl der weißen Blutzellen nachweisen, vor allem aber durch den wohltuenden Effekt, den der Patient verspürt. Grundsätzlich kann man als Ausgangsstoff auch Eigenurin verwenden. Weitere Verfahren sind die Ozontherapie oder die Injektion von potenziertem Eigenblut in den Muskel. Diese Verfahren finden bei Kindern kaum Anwendung.
Eine Studie an einer englischen Universität hat bei Neurodermitis positive Ergebnisse durch Eigenblutbehandlung nachweisen können.

Eine Eigenblutbehandlung kann bei folgenden Krankheiten sinnvoll sein:

- Wiederkehrende Infekte im Hals-Nasen-Ohren-Bereich
- Immunschwächekrankheiten und Allergien (Asthma, Neurodermitis, Heuschnupfen)
- Immer wiederkehrende Entzündungen (Abszesse, Furunkulose)
- Pilzerkrankungen wie Candida an den Schleimhäuten, im Darm und an den Genitalien
- Nach Antibiotikabehandlungen oder immunsuppressiven Therapien

Eine Krankheit mit vielen Gesichtern

Allergien äußern sich im harmlosesten Stadium durch Symptome an der Körperoberfläche: Neurodermitis oder allergischer Schnupfen und HNO-Beschwerden. Befindet sich die Krankheit eine Stufe tiefer auf der Immuntreppe, haben wir Asthma, Rheuma oder Darmerkrankungen wie Colitis ulcerosa als Symptome. Praktisch jede Allergie hat als Grundlage Candidabefall oder eine schlechte Darmflora.
Zunächst wollen wir die bei Kindern häufigsten Formen und Akutmittel bei allergischem Schnupfen betrachten:

Homöopathische Behandlung

- Rinnende Nase, Niesen und heftiges Jucken. Brennen der Nase und der Augen, Lichtempfindlichkeit und Tränenfluss beim Aufenthalt im Freien **Sabadilla**
- Ähnlich, aber noch aggressiveres Jucken und Brennen der Nase, auch in Nasentropfen lokal anwendbar **Luffa**
- Rinnende Nase und Beschwerden wie beim Zwiebelschneiden, eventuell mit Halsweh, Kitzeln im Hals und Hustenreiz. Allgemeine Müdigkeit **Scilla**
- Nase verstopft oder abwechselnd Rinnen und Verstopfung. Hitzegefühl und Trockenheit in der Nase, Verschlechterung im warmen Zimmer. Nachts ist alles schlechter, eventuell auch Nasenbluten beim Schnäuzen. Benommener Kopf und reizbare Stimmung **Nux vomica**
- Symptome ähnlich wie bei Nux vomica, jedoch ätzende Absonderung, Jucken und Beißen am Naseneingang. Drang, an Nase und Lippen zu zupfen. Eventuell mit Heiserkeit oder rauer Stimme **Arum triphyllum**
- Allergische Beschwerden, bei denen Atemnot hinzukommt. Beklemmendes Gefühl und pfeifendes Geräusch beim Atmen **Chloralum**

Unterstützend bei verstopfter Nase siehe auch Kapitel 11, Seite 122–123.

Das Regenerationskonzept bei unterdrückten Krankheiten

- Von innen nach außen, von lebenswichtigen zu weniger wichtigen Organen
- Verabreichung eines Basismittels für die chronische Krankheit im momentanen Zustand, welches oft auch das Konstitutionsmittel darstellt
- Begleitend Darmsanierung bei Candidabefall, entsprechende Ernährung (siehe Kapitel 8, Seite 91) und Entgiftung (Tee, Pflanzenpräparate; siehe Seite 148)
- Bei akuten Spitzen – das akute Mittel aus der Notfallapotheke
- Nach einiger Zeit treten die Symptome der nächsthöheren Stufe auf – wieder das passende Mittel aus der Notfallapotheke einnehmen
- Bergab geht es leider schneller als bergauf – deshalb Geduld! In einigen Jahren kommt man wieder ganz nach oben und das Kind ist gesund

8 Ess-kapaden – vom Schlaraffenland zu gesunder Ernährung

*Wer trinkt ohne Durst und isst ohne Hunger –
der stirbt als Junger* Martin Luther zugeschrieben

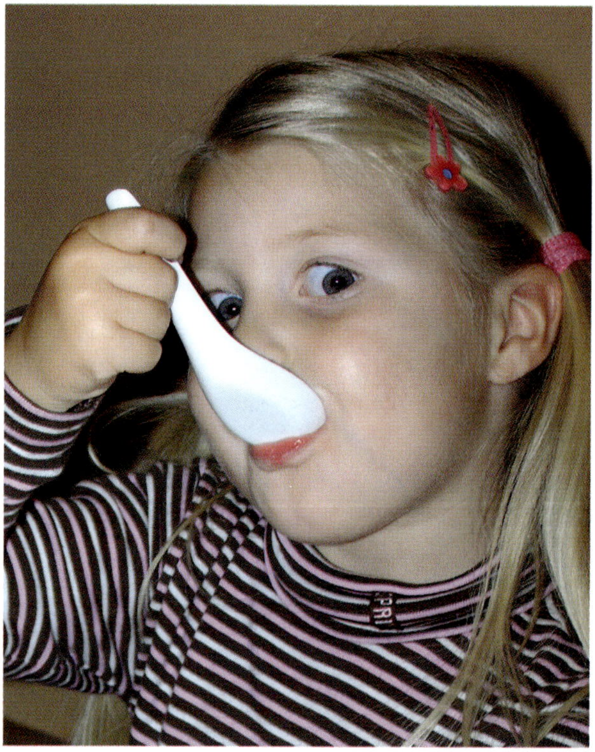

Was ist gesunde Ernährung?

Jeder weiß es, überall liest man es: Milch ist gesund. Trotzdem gibt es unter unseren Kindern hartnäckige Milchverweigerer, und keiner weiß, warum. Wir selbst kennen unsere Vorlieben und Abneigungen – jeder hat seine ganz individuellen Muster. Knoblauch ist für den einen ein Hochgenuss, für den anderen etwas Ekelhaftes. Homöopathisch betrachtet, ist das Essmuster auch etwas ganz Persönliches und damit etwas, was für den Einzelnen gesund ist. Betrachten Sie die Neigungen Ihres Schützlings aus diesem Blickwinkel.

Bewahren Sie Ihr Kind vor extremen Abweichungen. Massenweise Süßes oder sehr einseitige Kost wird ihm nicht gut tun. Gerade Süßes, das beim ersten Kosten nicht schmeckt, wird wie Nikotin bei wiederholten Versuchen attraktiv und macht süchtig. Ansonsten soll die Speisenauswahl besser zu einseitig als zu vielfältig sein. Solange ein Kind bei einfacher Kost gut gedeiht, sollte man den Speisenplan nicht um jeden Preis erweitern.

Nur grobe Abweichungen müssen korrigiert werden. Ansonsten hat der Instinkt immer Recht!

Urlaubswunsch Nummer eins – das Schlaraffenland

Gern erinnert sich jedes Kind an die Zeit des Schlaraffenlandes, als es noch gestillt wurde. Genießen und schlafen in der Komfortzone; leben, ohne sich anzustrengen. Leider bleibt das nicht so – weder beim Essen noch im Leben.

Das gesündeste, das beste Lebensmittel nützt nichts,
wenn es
- im Übermaß
- zum falschen Zeitpunkt
- nicht richtig zubereitet

genossen wird.

Typische Beispiele sollen uns diesen Spruch, der für die Ernährung Ihres kleinen Lieblings Leitspruch werden soll, erläutern.

Im Übermaß

Kinder haben selten im richtigen Moment das Gefühl, satt zu sein. Sie trinken oder essen meist über das Notwendige hinaus.

Vom Stillen sind sie gewohnt, dass der Schlaraffenland-Genuss ohne Anstrengung konsumiert werden kann. Und das unaufhörlich und möglichst schnell. Manche Mütter beobachten beim Stillen, dass ihre Kinder es besonders eilig haben. Schon hier wäre es wichtig, das Tempo zu reduzieren. Trinkt das Kind zu schnell, muss es aufstoßen, und die Milch kommt zum Teil wieder herauf.

Sättigung stellt sich bei der gehaltvollen Muttermilch relativ rasch ein. Als erste Umstellung, noch vor der Zahnung, bietet man zusätzlich flüssige Speisen an. Spätestens dann muss das Tempo gedrosselt werden. Wenn der kleine Magen von den ersten Monaten an überdehnt wird, möchte er immer mehr, als der Körper benötigt.

Übergewichtige Menschen werden nicht geboren, sondern zu einem wesentlichen Teil erzogen. Das Sättigungsgefühl tritt nach etwa 20 Minuten ein, also nach einer viel längeren Zeitspanne, als eine Babymahlzeit normalerweise dauert. Bis zu dem Zeitpunkt, wo Kinder die Nahrung mit ihren Zähnen zerkleinern, sollte ein ruhiges Esstempo erreicht worden sein.

Übergewicht ist nicht angeboren, sondern wird erworben!

Zu viele verschiedene Zutaten in einer Mahlzeit werden nicht gut verdaut und schaden mehr, als sie nutzen.

Zum falschen Zeitpunkt

Da die Verdauungsleistung morgens und mittags am größten ist, sollte abends nur mehr leicht verdauliche Kost angeboten werden. Ältere Kinder, die sich abends ein Steak oder eine Pizza gönnen, müssen mit einer unruhigen Nacht rechnen.

Pommes und Ketchup – na und?

Sind Pommes frites wirklich so ungesund, dass sie als Kinderschreck hingestellt werden müssen? An sich sind Pommes frites nur in Fett herausgebackene Kartoffeln. Natürlich sind sie fett – und man sollte auf hochwertiges Fett achten –, aber deswegen sind sie nicht grundsätzlich ungesund. Anders ist es bei „Synthetik-Pommes", wo nicht mehr die ganz einfache Kartoffel als Rohstoff verwendet wird.
Auch an Ketchup, wenn es nicht chemisch konserviert wurde, ist nicht viel auszusetzen. Pommes frites und Ketchup sind also nicht von vornherein gesundheitsschädlich, wenn sie nicht

- im Übermaß
- zu spät
- zu sehr gesalzen
- in Verbindung mit synthetischen Getränken
- zu oft und dadurch unter Vernachlässigung anderer, vitaminreicher Speisen konsumiert werden.

Falsche Zubereitung

Die gesündesten Gemüse werden zu wertlosem Füllstoff, wenn sie

- unreif geerntet und künstlich gereift
- zu lange gelagert
- ungesund zubereitet werden

„Wenig, langsam und gut gekaut" lautet die Devise – umso mehr, je kräftiger oder vollwertiger eine Speise ist!

Vitaminapostel vertreten die Meinung, dass man möglichst alles roh essen sollte. Rohes Gemüse ist für kleine Kinder jedoch meist zu schwer verdaulich, vor allem in größeren Mengen. Sie müssen vorsichtig zur Rohkost hingeführt werden. Man beginne mit ganz kleinen Mengen, morgens oder mittags, und halte etwa eine halbe Stunde bis zur nächsten Mahlzeit oder zu Getränken ein. Außerdem müssen rohe Speisen noch besser gekaut werden als gekochte. Viel Obst erzeugt Gärung und Unbehagen im Bauch, wenn es verschlungen – also im Übermaß und zu schnell – gegessen wird.
Die Arten der Zubereitung Schonendes Dünsten oder Dampfgaren sollte Frittieren oder gar die Mikrowelle ersetzen.
Hinsichtlich einer eventuell schädigenden Wirkung der Mikrowelle

gibt es kaum wissenschaftliche Studien. Eine einzige Studie, die sich damit beschäftigte und aus der Schweiz stammte, verschwand nach ihrem Erscheinen sehr schnell. Darin wurde festgestellt, dass in der Mikrowelle zubereitete Speisen vom Magen als Fremdkörper registriert werden. In der Magenschleimhaut finden sich vermehrt bestimmte Blutzellen, so wie bei einer Abwehrreaktion. Eine solche tritt bei normal erwärmter Nahrung nicht auf. Bei der Entscheidung für oder gegen die Verwendung der Mikrowelle – die natürlich Ihnen überlassen bleibt – sollten Sie Ihre Beobachtungsgabe einsetzen und auf Ihren Verstand nicht verzichten.

Auf den Punkt gebracht

Optimal sind:
- Hochwertige Rohstoffe – biologisch gezogen und reif geerntet
- Richtig ausgewählte Menge, Tageszeit und Zubereitung

Süße des Lebens – Fluch des Naschens

Dass Zucker mehr oder weniger schädlich ist, wird hier aus Platzgründen nicht weiter erörtert.

Besser als Zucker und Ersatzstoffe Niemandem ist es erklärbar, dass Stevia in der EU nicht als Nahrungsmittel zugelassen ist. Stevia rebaudiana ist eine Pflanze, die in der Bergregion zwischen Paraguay und Brasilien vorkommt. Seit Jahrhunderten wird sie von den Einwohnern in Südamerika bei der Zubereitung von Speisen und Getränken sowie als Heilpflanze verwendet. Die süßen, kalorienfreien Inhaltsstoffe namens Steviolglykoside sind 300-mal so süß wie Zucker, für Diabetiker geeignet und unterbinden die Kariesbildung. Außerdem wirken sie positiv auf den Blutdruck und den Blutzuckerspiegel. Ihre Unbedenklichkeit wurde 2004 auch von der WHO bestätigt.

Die getrockneten und pulverisierten Blätter sind süß, haben aber einen pflanzlichen Beigeschmack. Beliebter als die Blätter sind Produkte aus Stevia, die als Tropfen, Pulver oder Tabletten im Handel (siehe Anhang, Seite 199) erhältlich sind. Es ist eigenartig, dass gerade die EU sich noch nicht zu einer Freigabe dieser Pflanze entschlossen hat – immerhin ist Stevia in Japan, Brasilien und vielen fernöstlichen Ländern im normalen Handel erhältlich und in Verwendung.

Das Süßeempfinden hat viel mit Gewohnheit zu tun. Empfindet man momentan drei Löffel Zucker pro Tasse als süß, kann man bei entsprechender Gewöhnung auch nur einen Löffel Zucker pro Tasse als süß wahrnehmen.

Steril oder agil?

Der moderne Mensch erwirbt zunehmend moderne Krankheiten – so genannte Zivilisationskrankheiten. In unserem Vorbildland Amerika wissen die meisten Kinder nicht mehr, woher Milch kommt. Leider kommt sie auch bei uns zunehmend aus der Fabrik.
Wissenschaftler wollen uns klar machen, dass die sterile Fabrikhaltung von Tieren das Ei des Kolumbus des 21. Jahrhunderts darstelle. Bekanntlich entwickelt sich unser Immunsystem aber durch die Auseinandersetzung mit Bakterien und anderen Mikroorganismen. Der zunächst sterile Neugeborenendarm wird durch die Nahrung langsam mit Keimen besiedelt. Kolostrum und Muttermilch sind zunächst die beste Heilnahrung. Danach folgen allerdings Nahrungsmittel, die dem Darm kaum zu einer guten Bakterienbesiedelung verhelfen. Woher sollen die guten Keime kommen, wenn nur sterile Nahrung zugeführt wird? Untersuchungen zeigen allerdings, dass auch schon Babys keine normale Darmflora mehr haben, sondern bereits Candida-Pilze in sich tragen.

Pilze überwuchern uns

Wenn mein Vater beim Gang durch den Obstgarten mit gerunzelter Stirn das Wort „Monilia" aussprach, bedeutete das nichts Gutes. Dieser Pilz setzt sich an Bäumen fest, die nicht mehr ganz kräftig und gesund sind. Der anfangs geringe Befall mit dem weißlichen Schimmel verbreitet sich über die Jahre unbarmherzig immer stärker, bis das Opfer stirbt. Beim Menschen ist Candida, ein Hefepilz, der häufigste Bösewicht. In Brot und Bier sind diese Pilze nützlich, in unserem Körper haben sie nichts verloren.

Kaiserschnitt-Babys sind gegen Pilze noch anfälliger als ihre normal geborenen Kollegen.

Leider nehmen Pilze in unseren Schleimhäuten und auf der Haut immer mehr überhand; sie sind Egoisten. Ist das Immunsystem geschwächt, haben sie leichtes Spiel. Hier kann aus Platzgründen nur auf die wichtigsten Fakten hingewiesen werden. Zunächst ist wichtig zu wissen, was Pilze mögen:

Wo sich Pilze wohl fühlen

Pilze lieben genau das Klima, das sie auch im Wald vorfinden – feucht, warm und weich. Dies ist beim Baby im Windelbereich der Fall.
Darüber hinaus lieben Pilze Zucker und Kohlenhydrate; Konditoreien sind ihr Lieblingsort. Sie nisten sich fast überall ein – auf den Schleimhäuten von Mund bis Po, auf der Haut, unter den Nägeln, in den Harnorganen, bei starkem Befall auch in inneren Organen.
Nachweisen kann man Pilze nur in Speziallabors – der Stuhl muss innerhalb einer Stunde untersucht werden.

Heimtückisch – Pilze in gesunden Speisen Man meint, mit Getreide und Müsli aus biologischem Anbau etwas besonders Gutes zu essen. Leider kann das kontraproduktiv sein. Biologisches Getreide wird nicht mit Schimmelverhütungsmitteln behandelt – daher ist es manchmal von Pilzen befallen. Wenn es roh genossen wird, gelangen die Pilze in den Darm. Deshalb sollte Getreide, das in der Mühle selbst gemahlen wird, für Kinder kurz aufgekocht werden.
Ist der Darm einmal mit Pilzen verseucht, sind an sich gesunde Speisen wie Vollkorn- oder Vollwertprodukte kontraproduktiv. Durch die geschwächte Verdauungsleistung werden sie nicht gut aufgeschlossen und bilden die Grundlage für Gärungs- und Fäulnisprozesse.

Der kindliche Darm verträgt Vollwertgerichte meist schlecht – Weißmehlprodukte guter Qualität werden besser vertragen!

Erste Frühwarnsymptome für Candida-Befall

- Im Windelbereich – juckende, rötliche Bläschen, Jucken im Genitalbereich und am After
- Im Mund – weiße Pünktchen auf der Schleimhaut
- Der Bauch – vorgewölbt, Neigung zu Blähungen, übel riechende Winde, die die Bauchbeschwerden nur kurz lindern, vor allem nach Kuchen und süßen Speisen. Wechselnde Stühle, Jucken am After
- Rezidivierende (wiederkehrende) Infekte, HNO-Probleme, Hauterkrankungen, Allergien, Ekzeme, Neurodermitis, Asthma
- Psychische Symptome wie Müdigkeit und Heißhunger auf Süßigkeiten – genau das, was besonders schädlich ist

Der Ausweg aus dem Pilzproblem – die chemische Keule? Eine Therapie mit den gängigen Pilzmitteln hat kurzfristig einen außergewöhnlichen Effekt: alles ist weg – die Pilze, aber auch die guten Darmbakterien. Ein halbes Jahr später sind die Pilze wieder da, die guten Bakterien nicht unbedingt – Unkraut ist hartnäckiger. Deshalb besteht die einzig vernünftige Maßnahme darin, den Pilzen ihren Nährboden zu entziehen. Das bedeutet langfristig: Darmsanierung, Stärkung des Immunsystems und vernünftige Ernährung. Welche Auswirkungen Pilze auf unsere Gesundheit haben, ist auch in Kapitel 3, Seite 38, zu lesen.

Homöopathische Behandlung

Als Alternative zu chemischen Mitteln hat sich eine homöopathische Behandlung mit folgenden Pflanzen in Tiefpotenz ab D 2 bewährt (Siehe Anhang, Seite 199)	**Herakleum, Rumex** und **Galium**

Äußerlich wirken Teebaumöl und Teebaumölsalben.

Spaß mit gesunden Leibspeisen aus dem Naturgarten

Wir unterscheiden Heilkost, Normalkost und Genusskost. Eigentlich sollte die Normalkost gesund sein; eine diesbezügliche Hilfestellung wird im Folgenden gegeben.

Gemüse wird oft deshalb verschmäht, weil es geschmacklos zubereitet wird. Ein wenig Butter und Gewürze können hier Abhilfe schaffen.

Wasser und Brot Dass man viel trinken sollte, ist selbstverständlich ein Gemeinplatz. Mit „viel trinken" ist aber reines Wasser gemeint, nicht Limonaden oder süße Getränke. Das Verlangen nach Flüssigkeit ist auch eine konstitutionelle, individuelle Eigenschaft: nur Extreme sollten korrigiert werden. Was man an Flüssigkeit zu viel aufnimmt, rinnt durch den Körper hindurch. Wasser, frisch gepresste Obstsäfte und Tees sind ideal und bieten genug Abwechslung. Unter den Teesorten ist der Rooibostee (Rotbuschtee) leider ein Stiefkind, obwohl er gut für Kinder geeignet ist. Dieser aus Südafrika stammende Tee enthält Spurenelemente und soll Allergien vorbeugen. Er schmeckt pur oder zu gleichen Teilen gemischt mit Himbeerblättertee und ein paar Tropfen Vanilleextrakt sehr angenehm.
Das Basisnahrungsmittel ist nach wie vor Brot. Es gibt Küchengeräte (Brotbackautomaten), in denen man ohne Vorkenntnisse herrliches Brot selbst herstellen kann. Da weiß man, was man hat – allein der Duft nach frischem Brot ist es wert. Lassen Sie Ihr Kind bei dem Ent-

stehungsprozess mitmachen. In gekauftem Brot ist eine Fülle von Hilfsstoffen und Chemikalien enthalten – was man selbst herstellt, ist jedoch von besonderer Qualität. Kinder sollten lernen, dass Brot und Lebensmittel nicht Waren, sondern Geschenke der Natur und des Schöpfers sind und Respekt verdienen. Je mehr Bezug sie dazu bekommen, umso größer ist auch der gesundheitliche Nutzen.

Den Film „Unser täglich Brot" über die Herstellung von Lebensmitteln in der EU sollte jeder gesehen haben!

Kinder bekommen einen besonderen Bezug zu Speisen, wenn sie ihre Entstehung mitverfolgen können. Dazu einige kreative Tipps:

Saisonale, bodenständige und frisch geerntete Produkte können am Balkon oder auf der Terrasse gezüchtet werden. Dabei können die Kinder selbst Hand anlegen:

- *Kresse* – ist innerhalb einer Woche genussfertig, kann frisch auf das Butterbrot, zum Salat gegeben oder als Suppe zubereitet werden
- *Babytomaten* – im Blumenkistchen gezogen
- *Erdbeeren* – es gibt auch Schlingsorten für den Balkon
- *Champignons* – im Kistchen zu züchten
- *Radieschen* – mit minimalem Platzbedarf zu ziehen
- *Avocado* – aus dem Kern wird ein kleines Bäumchen
- *Salat* – vor allem Pflücksalat oder Rapunzel („Vogerlsalat") sind leicht zu ziehen
- *Spinat* – ebenso einfach zu züchten
- *Gewürze* wie Basilikum, Oregano, Minze, Melisse oder Rosmarin sind einfach zu ziehen – und wichtig für die ersten Geruchserfahrungen!

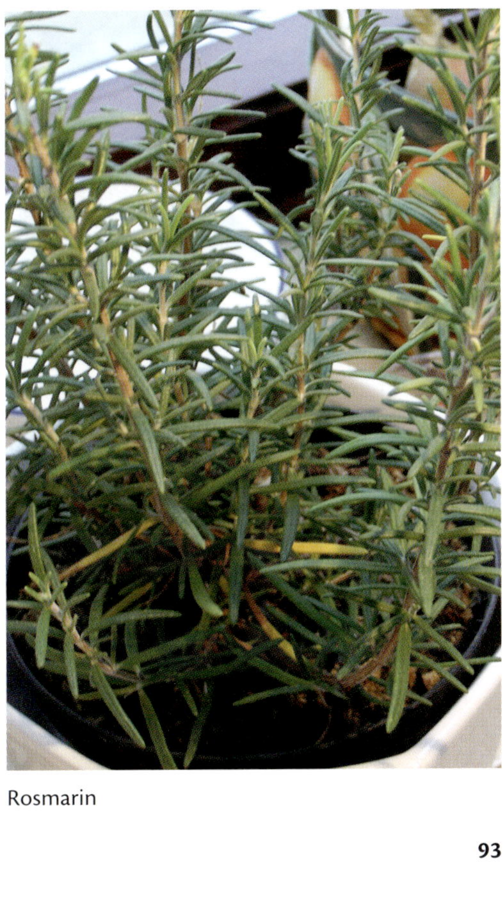

Rosmarin

9 Die aufrechte Haltung stärken – Bewegung und Manuelle Medizin

Haltung lässt sich leichter bewahren als wiedergewinnen Thomas Paine

Gute Haltung von Anfang an

Schonen Sie Ihr Kind nicht krank – fördern kann man nur, wen man fordert.

Kinder haben von Anfang an Lust an der Bewegung. Daran sollte man sie nicht hindern, denn gerade in den ersten zwölf Lebensjahren ist dies für die kindliche Entwicklung enorm wichtig. Beobachten wir kurz das Babydasein bei Naturvölkern. Von den Hopi-Indianern bis zu den Eskimos gibt es sehr unterschiedliche Traditionen. Meint man aber, dass ein im Tragtuch transportiertes Baby nur passiv „herumhängt", irrt man. Es geht nicht allein um den Körperkontakt. Bei Naturvölkern ist Mobilität eine Notwendigkeit, da viele von ihnen Nomaden sind. Wird das Kind auf dem Rücken getragen, nimmt es Anteil am Leben der Mutter und trainiert seine Muskeln durch die Lageveränderungen. Andererseits wird die Wirbelsäule der Mutter durch das Gewicht des Kindes gestützt wie durch einen Rucksack. Das Baby ist bei allen Aktivitäten der Mutter mit dabei und erhält eine Fülle von Eindrücken, die die Grundlage für die spätere Entwicklung bieten.

Babys sind nicht zerbrechlich. Am liebsten wollen sie gar nicht abgelegt werden, sondern Tag und Nacht bei den Eltern sein.

Langsam entdeckt das Baby seine Umwelt und möchte von sich aus weg von der Mutter. Dieses Kriech- und Krabbelstadium sollte ausreichend lange (etwa bis zum Ende des ersten Lebensjahres) dauern, da es für die Entwicklung der Rückenmuskeln und der Wirbelsäule wichtig ist. Setzen Sie nicht Ihren Ehrgeiz darein, dass das Kind möglichst bald stehen soll!

Entwicklungsschritte im ersten Lebensjahr

Getragen werden – Körperkontakt im Tragetuch
Kopfheben in Bauchlage: 3.–4. Monat
Vom Rücken auf Bauch drehen: 5.–6. Monat
Zeit lassen bis zum Sitzen: Ab dem 7. Monat
Sich an Möbelstücken hochziehen: 8.–10. Monat
Selbstständig laufen: 12.–16. Monat

Was tun bei verzögerter Entwicklung? Wenn der Kinderarzt feststellt, dass Entwicklungsphasen oder Wachstum verzögert sind, kann mit Homöopathie wirksam nachgeholfen werden. Hier sind Konstitutionsmittel nach individueller Auswahl erforderlich; Dosierung und Dauer der Anwendung müssen vom Arzt bestimmt und kontrolliert werden. Häufige Mittel sind Calcium-, Barium- und Bleiverbindungen.

Die Haltung des Babys beobachten

Die bevorzugte Lage oder Haltung eines Säuglings oder Kleinkindes gibt Aufschluss über eventuelle Blockaden, die durch den Geburtsvorgang hervorgerufen wurden. Die Geburt bedingt beim Kind einen schraubenförmigen Drehvorgang unter großem Druck, der die noch instabilen kindlichen Knochen verkanten und blockieren kann. Man spricht vom KISS-Syndrom (kopfgelenksinduzierte Symmetriestörung).

Diese Wirbelblockaden können bei Säuglingen derartigen Stress verursachen, dass diese zu „Schreikindern" werden. Findet sich keine andere Ursache für das Schreien, ist eine manualmedizinische Diagnostik angesagt!

Bei größeren Kindern können auffälliges Zappeln beim Sitzen, Unruhe sowie Überkreuzen der Beine ein Hinweis auf Blockaden der unteren Wirbelsäule sein, ebenso die ungleiche Verdrehung der Füße in Rückenlage. Auch hier ist der Gang zum Manualmediziner angebracht.

Auch Mütter sollten nach einer Geburt einen Manualmediziner oder Osteopathen aufsuchen. Das Beseitigen von Fehlstellungen und Blockaden verhilft wieder zur ursprünglichen Bewegungsqualität!

Bewegungsmuster-Check

- Die Lage – gibt es eine bevorzugte Lage oder eine bevorzugte Kopfhaltung des Kindes?
- Sitzen – gibt es hier Auffälligkeiten, z. B. Überkreuzen der Beine, Zappeln, Asymmetrien?
- Rückenlage – gibt es Auffälligkeiten bei der Drehung der Füße?

Siehe dazu auch Kapitel 3, Seite 40.

Baby und Kleinkind – mit Streicheln verwöhnen

Gönnen Sie Ihrem Baby den Luxus einer Massage, insbesondere einer Hara-Massage (zur Technik der Hara-Massage siehe Seite 97). Die Hara-Massage kann auch bei älteren Kindern sehr hilfreich und entspannend sein.

Behandeln kommt von Hand!

Lagerung Für eine Massage das Kind am besten im Bett so lagern, dass es nicht mit einem Hohlkreuz, sondern mit rundem Rücken (z. B. auf einem großen Kissen) liegt. Es sollte warm im Zimmer sein, und diejenigen Körperteile, die nicht massiert werden, sollten Sie zudecken, vor allem die Füße!

Die Baby- und Kindermassage

- Zunächst für warme Hände sorgen!
- Öle und Gleitmittel bereithalten.
- *Beginnen Sie am Bauch.* Hier befindet sich das Baby in Rückenlage. Beginnen Sie mit der Hara-Massage, die ohne Öl durchgeführt wird. Danach drehen Sie das Baby in die oben beschriebene Bauchlage.
- *Am Rücken fortsetzen.* Jetzt ölen Sie Ihre Hände ein. Beide Hände in die Mitte des Rückens legen und langsam, ohne viel Druck, auseinander streichen. Eine Hand am unteren Rücken liegen lassen, die andere Hand zu ihr hinbewegen und dann wieder nach oben streichen. Dies mehrmals wiederholen.
- *Die Wirbelsäule entlang.* Mit den Kuppen aller Finger langsam kreisförmige Bewegungen nach oben, die Wirbelsäule entlang, ausführen.
- *Arme und Beine.* Die flach aufgesetzten Finger an der Außenseite des Armes von den Fingerspitzen bis zur Schulter führen, dann an der Innenseite der Arme nach unten streichen. Dasselbe bei den Beinen.
- *Die Fußsohlen nicht vergessen!* Diese können ganz kurz ohne Druck gestreichelt werden.

Massage mit milden ätherischen Ölen Verwenden Sie ein Basisöl wie Lanolin, Jojoba- oder Mandelöl. Sie können dem Basisöl Wirkstoffe – z. B. Ringelblumenöl – zusetzen oder Essenzen wie Geranium, Lavendel, Neroli und Vanille.

- Anregend: Oliven- oder Sesamöl, dazu Rosmarin, Thymian und Wacholder
- Beruhigend: Basisöl mit Baldrian und Melisse
- Wärmend: Basisöl mit Ingwer und Rosmarin
- Kühlend: Weizenkeimöl mit Geranium, Lavendel, Minze und Melisse

Mischungsverhältnis: Auf 250 ml Basisöl kommen zirka 5–20 Tropfen Aromaöl oder Essenz, je nach Konzentration individuell zu dosieren. Achten Sie auf gute Qualität bei den Essenzen. Billige synthetische Öle haben nicht dieselben Eigenschaften wie teure Naturstoffe. Anfangs lieber weniger als zu viel verwenden!

Die wohltuende Hara-Reflexmassage

Hara ist der Bereich um den Bauchnabel – bekannt ist das Wort durch die grausame Form des rituellen Selbstmordes im Fernen Osten. Anatomisch befindet sich in dieser Gegend der Dünndarm. Dieser bildet ein Konvolut von Schlingen, die seitlich und oben vom wesentlich dickeren Dickdarm umgeben sind. Im Dünndarm findet der Großteil der Nährstoffaufnahme statt; dies ist die Wurzel, aus der wir unsere Säfte aufsaugen. Die Verdauungssäfte gehen von dort direkt in die Leber, die große chemische Fabrik des Körpers.
Die nachfolgende Reflexmassage lässt sich leicht von jeder Mutter durchführen.

Die Technik der sanften Hara-Reflexmassage

- Bringen Sie sich und Ihr Kind in eine entspannte Position – das Kind, am besten halb aufrecht liegend, in Ihrem Schoß.
- Die Lufttemperatur muss angenehm warm sein, der Bauch wird freigemacht; nichts soll beengen.
- Auch Ihre rechte Hand muss warm sein.
- Legen Sie diese behutsam auf die Mitte des Bauches, also über den Nabel.
- Tun Sie zunächst für eine halbe Minute nichts.
- Lassen Sie die Hand ohne Druck auf der Haut liegen und bewegen Sie sie nur einige Millimeter kreisend im Uhrzeigersinn. Die Bewegung soll sehr langsam aus der Schulter geführt werden; man nimmt mit der Haut ganz zart den darunter liegenden Darm mit, wobei jeder Druck zu vermeiden ist. Man kann auch für einige Sekunden anhalten und die Hand ruhig liegen lassen.
- Meist treten schon nach einer Minute Verdauungsgeräusche oder Windabgang auf – ein Zeichen der reflektorischen Wirkung der Haut auf die inneren Organe. Sobald die Haut leicht schweißig wird – spätestens nach etwa drei Minuten –, sollte man aufhören.

Nicht gleich beim ersten Mal, aber nach einigen Wiederholungen kommt es beim Kind zu einem tiefen Atemzug. Dieser entsteht durch einen Reflex des Zwerchfells, so wie beim Seufzen. Bei Versuchen an Erwachsenen konnte eine erhöhte Stoffwechselaktivität von Dünndarm und Leber nachgewiesen werden; das heißt auch, dass die Verdauung und die Entgiftung verbessert werden. Es gibt viele ähnliche Techniken, die auch weltweit in verschiedenen Kulturen praktiziert werden. Die beschriebene ist aber die weitaus wirksamste bei minimalem Aufwand.

Anwendung der Hara-Reflexmassage

- Bei Verdauungsproblemen, Darmträgheit und Stuhlunregelmäßigkeiten
- Bei Störungen der Darmflora und unklaren Bauchbeschwerden
- Zur Unterstützung der Bauchatmung und bei Zwerchfellhochstand
- Bei Regulationsblockaden
- Bei Oberbauchbeschwerden, Leber- und Gallenproblemen sowie bei Zuckerkrankheit
- Einfach zum Wohlfühlen

In meiner Praxis kombiniere ich die Hara-Massage mit Akupunktur oder Akupressur, beispielsweise mit den Punkten Di 4 und M 36 – siehe Seite 37. Die Effekte der beiden Methoden verstärken sich gegenseitig.

Vernünftige Bewegung spielerisch erlernen

Wir sind nicht zum Sitzen gebaut. Schon vor der langen Sitzphase im Leben eines Kindes sollte mit gezieltem Training Zivilisationsschäden vorgebeugt werden.

Haltungsschäden nehmen dramatisch zu Kinder wachsen mehr oder weniger schubweise, wodurch der Halteapparat und die Wirbelsäule in ein Ungleichgewicht geraten. Nur durch Bewegung, präziser gesagt, durch gezieltes Muskeltraining, kann ein kräftiger Bewegungsapparat aufgebaut werden. Natürlich muss dies den Kindern spielerisch angeboten werden, wobei verschiedene Methoden sinnvoll sein können:

- Mutter-Kind-Turnen, Haltungsturnen, Geräteturnen, Schwimmen
- Qigong oder eine Kombination mit Rhythmik, Tanz und Musik
- Shiatsu oder Akupunkt-Massage

Weniger sinnvoll sind einseitige Sportarten, bei denen nur ein Teil der Muskeln trainiert wird:

- Fußball und Ski fahren – diese Sportarten sollten mit einem allgemeinen Körpertraining und Rückenübungen kombiniert werden, da die Rückenmuskeln dabei großteils Haltearbeit verrichten
- Rad fahren – hier sitzt man, was man tagsüber ohnedies lang genug tut
- Tennis, Tischtennis und viele andere Sportarten – sie bewirken einseitige Bewegungsmuster und ruckartige Bewegungen

Seien Sie vorsichtig, wenn Sie Ihr Kind am Arm festhalten oder ziehen – ziehen Sie nicht zu stark, dadurch kann das Ellbogengelenk ausgerenkt werden. Dies ist natürlich auch möglich, wenn das Kind anreißt.

Sport und Bewegung können durch nichts ersetzt werden Wenn Sie der Fantasie Ihrer Kinder freien Lauf lassen, tun diese oft instinktiv das Richtige. Qigong hat sich durch die Beobachtung der Natur und der Tiere entwickelt und kommt den instinktiven Bewegungsmustern des Menschen sehr nahe. Dabei wird auch die gesunde Atmung in die Übungen einbezogen. Je aktiver Kinder sind und je weniger sie sich von Unterhaltungsmedien berieseln lassen, umso besser. Sport hat auch den positiven Nebeneffekt, dass Kinder lernen, Regeln zu beachten, Konflikte zu lösen, tolerant und rücksichtsvoll zu handeln. Auch verlieren kann und muss man dabei lernen, was für das Erwachsenenleben wichtig ist.

Wir werden durch Anforderungen stark – nicht dadurch, dass sie uns abgenommen werden.

Was tun, wenn Kinder sich nicht bewegen wollen?

Vorausgesetzt, es ist keine Krankheit feststellbar, können homöopathische oder pflanzliche Mittel helfen:

Homöopathische Behandlung

- Phasenweise Schwäche und Bewegungsunlust, oft in Zusammenhang mit starkem Wachstum. Augenringe; bei Kindern, die Süßigkeiten und Obst verlangen — **Acidum phos. C 6**
- Zustandsbild ähnlich wie oben, aber bei nervöser Grundveranlagung des Kindes. Schulschwierigkeiten durch Unruhe und Konzentrationsschwäche, Schlafstörungen und Prüfungsangst — **Kalium phos. C 4**
- Bewegungsunlust in Verbindung mit Verdauungsproblemen, Blähungen, Frösteln und Erkältungsanfälligkeit — **China C 6**

Dosierung: Das Mittel maximal 1 Woche lang 2 × täglich verabreichen, dann beobachten und pausieren. Eine Besserung kann einige Wochen anhalten. In vielen Fällen muss das Mittel aufgrund der individuellen Symptome vom Arzt bestimmt werden.
Auch an einen Eisen- oder Vitaminmangel muss man denken!

Begleitmaßnahmen:

- Rosmarintee; im Winter wärmende Tees mit Vanille, Ingwer, Zimt oder Nelken
- Kneipp-Anwendungen

Eine weitere Möglichkeit zur Unterstützung wird in Kapitel 11, Seite 158, beschrieben.

Wir sitzen uns krank – spätestens ab der Schule

Im Gegensatz zu Ländern wie China oder anderen Staaten außerhalb Europas werden bei uns Kinder krank gesessen. Schwere Schultaschen sowie zu wenig Bewegungsangebot und professionelles Training sind die traurige Realität. Der Gipfel dieser Entwicklung ist das Beispiel einer Schulklasse, in der die Kinder in den Pausen zu lebhaft waren oder im Hof herumtollten. Die Direktorin ordnete daraufhin an, dass die Kinder in den Pausen auf ihren Plätzen sitzen bleiben mussten!

Erziehen Sie Ihr Kind angstfrei, aber konsequent und motivierend.

Versuchen Sie, über den Eltern-Beirat in der Schule mehr Bewegungsstunden zu erreichen. Achten Sie darauf, dass die Pausen nicht gekürzt, sondern eingehalten und sinnvoll genutzt werden. Am besten wären professionelle Programme, die – wie in China, wo dies täglich verpflichtend am Stundenplan steht – regelmäßig absolviert werden.

Kinder werden zu Bücklingen erzogen Schulkinder erleben ihr Dasein in der Schule nur selten lustvoll. Gute Pädagogen, die Wissen spannend oder begeisternd vermitteln können, sind nicht überall vorhanden. Das Erreichen des Lernziels erzeugt Druck und Angst. Dies prägt die innere, aber auch die äußere Haltung des Kindes.

Ein Musiklehrer wollte seiner Schülerin eine entspannte Haltung beibringen. Dabei ballte er die Fäuste und brüllte: „Gelöst, gelöst …"

Im Extremfall sieht diese Haltungsverkrümmung so aus, als wollte das Kind einer Ohrfeige ausweichen: Man geht in Deckung, zieht den Kopf ein, die Schultern werden hochgezogen und der Atem stockt. Dadurch kommt es zu Muskelverspannungen und langfristig zu Haltungsschäden.

Was Sie beobachten sollten

Schauen Sie Ihrem Kind nicht nur über, sondern auch auf die Schulter, wenn es Hausaufgaben macht:

- Sind die Schultern entspannt oder hochgezogen? Sind sie auffallend asymmetrisch, also eine Seite hochgezogen? Hat das Kind einen kindgerechten Stuhl?
- Wie groß ist der Abstand der Augen vom Papier?
- Atmet das Kind regelmäßig oder stockend mit Seufzern dazwischen?

Verordnen Sie regelmäßige Bewegungspausen mit einem Schluck Wasser oder einem gesunden Getränk.

Manuelle Medizin – mit den Händen heilen

Manus (lat.), die Hand, ist das ursprünglichste Therapiegerät. Vom Auflegen der Hände bis zur manuellen Therapie gibt es zahlreiche Hilfestellungen.

Begrifflichkeiten

Manuelle Medizin ist der Überbegriff für alle Therapien, bei denen die Hände eingesetzt werden. Einzelne Richtungen sind die aus Amerika stammende *Chirotherapie* sowie die *Osteopathie*. Während bei der Chirotherapie mit Mobilisation und Manipulation an Gelenken mit dem berühmten „Knacks" gearbeitet wird, umfasst die Osteopathie weichere Techniken, bei der auch der Patient mitarbeiten muss. Welche Methode eingesetzt wird, entscheidet ein ausgebildeter Therapeut jeweils im Einzelfall.

Haltungsschäden frühzeitig erkennen

Was man im Vorfeld tun kann Haltungsschäden entwickeln sich nicht von heute auf morgen; auch sind sie meist schmerzlos. Gerade das macht es schwierig, sie rechtzeitig zu erkennen. Da eine ärztliche Kontrolle im Sinne der Vorsorge nur in den ersten Lebensmonaten angeboten wird und später nicht mehr, sollten Sie selbst die Initiative ergreifen! Ärzte mit Zusatzausbildung in Chirotherapie oder Osteopathie können durch spezielle Tests Schäden am Bewegungsapparat rechtzeitig erkennen und therapieren. Eine kleine Beobachtung im Vorhinein sollten Sie selbst vornehmen – nachfolgend lesen Sie, wie Sie das tun.

Gerade bei Haltungsschäden ist eine frühzeitige Diagnose wichtig, um gegensteuern zu können. Bei Auffälligkeiten wenden Sie sich an einen Arzt mit Zusatzausbildung in Chirotherapie.

Der einfache Test: gerade oder schief?

Den besten Hinweis auf Störungen im unteren Rücken gibt der „Daumentest" (siehe Abbildung). Das Kind steht vor Ihnen und wendet Ihnen den unbekleideten Rücken zu. Sie drücken Ihre beiden Daumen auf den unteren Teil des Rückens, etwa 3 cm rechts und links der Wirbelsäule, knapp über dem Beckenknochen. Dann lassen Sie das Kind sich bücken oder vorbeugen. Liegen Ihre beiden Daumen im Gegensatz zu vorher nun asymmetrisch auf dem Rücken des Kindes, ist der Gang zum Chirotherapeuten oder Manualmediziner angezeigt.

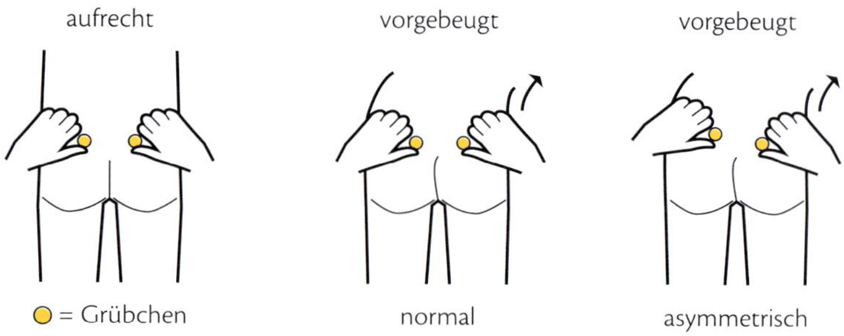

Kraft- und Fitnesstraining rechtzeitig beginnen Krafttraining und Fitnessstudios sind keine Angelegenheit der letzten Jahre. Schon im Altertum gab es Training mit Gewichten – ebenso wie Schönheitswettbewerbe. Der Turnerbund und Einzelkämpfer wie Joseph Pilates oder Lionel Strongfort, der das nach ihm benannte Hanteltraining entwickelte, waren Vorläufer der heutigen Fitnessbewegung. Zahlenmäßig haben wir heute einige wenige Sportfanatiker und sehr viele Menschen mit Zivilisationsschäden, die erst dann aktiv werden, wenn es wehtut.

Maschinentraining kann ab etwa 1,50 m Körpergröße begonnen werden. Wichtig ist, es konsequent zu absolvieren, mindestens zweimal pro Woche.

Fitness und Bodybuilding kamen durch Extreme und Hormonskandale in Verruf. Der Grundgedanke ist bei vernünftiger Ausführung jedoch absolut in Ordnung. Oder haben Sie bei der Hausarbeit jemals Muskeln bekommen? Deshalb ist als Ausgleich zum einseitigen Alltagsleben ein ausgewogenes Muskeltraining an Maschinen empfehlenswert.

Setzen Sie Ihrem Kind Anreize, vor und in der Pubertät Lust an sinnvollem Ausgleichssport zu finden. Dies verhindert spätere Rückenprobleme und Haltungsschäden.

Magnetismus und Magnetfelder – Wellness nicht nur für das Kind

Heute ist der Magnetismus durch die Verwendung moderner Geräte und durch die wissenschaftliche Forschung entmystifiziert. Da wir uns durch unser zivilisiertes Leben in Häusern dem natürlichen Magnetfeld der Erde nicht mehr so aussetzen, wie es notwendig wäre, ist ein Ersatz durch entsprechende Geräte sinnvoll. Diese bestehen aus einem Generator, der das Magnetfeld erzeugt, sowie Applikatoren – meist einer Ganzkörpermatte und einer kleineren Matte (Kissen) für lokale Anwendungen.

Moderne Magnetfeldgeräte sorgen für Wohlbefinden Aufgrund der Weltraumforschung haben sich die alten Magnetfeldgeneratoren, die der Knochenheilung dienten, zu modernen Wellnessmaschinen weiterentwickelt.

Wofür man moderne Magnetfeldgeräte bei Kindern einsetzen sollte

- Für die Gesunderhaltung und Krankheitsvorsorge allgemein, zur Stärkung des Zellstoffwechsels und des Immunsystems, bei rezidivierenden (immer wiederkehrenden) Infekten
- Bei Hyperaktivität
- Bei Rückenbeschwerden, Knochenentwicklung und Wachstumsschmerzen
- Bei Kreislauf- und Durchblutungsstörungen
- Bei Diabetes mellitus
- Bei Allergien und Atemwegsproblemen
- Bei Hauterkrankungen
- Zur Schmerzlinderung bei akuten Problemen (Anwendung des Magnetkissens), wenn eine bessere Durchblutung erwünscht ist – z. B. nach Prellungen, Sportverletzungen etc.

Bei niedrigen Feldstärken fördert das Magnetfeld das Einschlafen zu Mittag (Mittagsschlaf) oder am Abend.

Langzeitanwendung zur Vorbeugung und Unterstützung Moderne Magnetfeldsysteme beeinflussen den Zellstoffwechsel und haben dadurch auf relativ viele Krankheiten eine breite Wirkung. Sie beruht darauf, dass die Zelle durch das pulsierende Magnetfeld in ihrer Funktion angeregt wird.

Anforderungen an ein modernes Magnetfeldgerät

Ein gutes Magnetfeldgerät sollte verfügen über:

- Pulsierende Elektro-Resonanzsysteme
- Sägezahnimpuls auch mit sensitiven und niedrigen Feldstärken
- Einzeln einstellbare Feldstärken, die nicht nur durch verschlüsselte Programme einzustellen sind

Seriöse Hersteller bieten auch eine gute Beratung ohne dubiose Verkaufspraktiken.

Applikation und Dosierung Anwendung als Wellnessmaschine und zur Unterstützung von Krankheiten: Täglich bis mindestens 3 × pro Woche. Mit der großen Matte und dem Kissen beginnen, Dauer jeweils zirka 8 Minuten. Die Anwendung über einige Wochen auf maximal 24 Minuten steigern. Mit niedrigen Feldstärken beginnen und erst dann steigern, wenn diese keinen Effekt mehr zeigen.
Bei akuten Störungen als Unterstützung Bei Wunden, Verletzungen, Knochenbrüchen, Wachstumsschmerzen oder Rückenbeschwerden. Je akuter die Krankheit, umso höhere Feldstärken sollten verwendet werden (dies ist abhängig vom Gerätetyp). Nach Anwendung der großen Matte das Kissen am Ort der Störung auflegen. Dauer: 8–16 Minuten.
Bis auf ein eventuelles leichtes Kribbeln sind keine Nebenwirkungen zu erwarten.

Tipp
Vor der Anwendung Wasser trinken.

10 „Per-sonare“ – die Entwicklung vom Persönchen zur Persönlichkeit

Kinder sollen ihre eigenen Wege gehen,
aber ein paar Wegweiser können nicht schaden Pearl S. Buck

Per-sonare – die Entwicklung der Stimme

Schon früh zeigt sich der Wille kleiner Erdenbürger in Form von Stimmäußerungen. Je nach Charakter klingen diese sehr unterschiedlich. Unsere Erziehung zielt meist darauf ab, emotionale Regungen möglichst geräuscharm verlaufen zu lassen – im Gegensatz zu südlicheren Ländern wie Italien oder Spanien. Vielleicht ist es kein Zufall, dass die besten Sänger aus den Regionen kommen, wo Stimmkundgebungen nicht unterdrückt werden.

Wir Mitteleuropäer sind eher lärmscheu – unsere südlichen Nachbarn sehen das umgekehrt: sie werden unruhig, wenn das Kind ruhig ist.

Die Schauspieler im alten Griechenland sprachen durch die Masken, die sie vor dem Gesicht trugen. Das Sprechen durch die Maske nannte man *personare* (durchtönen). Das, was durch die Maske hindurchtönt, ist die dahinter stehende *Person*; dieser Ausdruck ist uns geblieben. Tatsächlich sind Stimme und Person untrennbar miteinander verbunden. Mütter erkennen die Stimme ihres Kindes aus Dutzenden anderer Stimmen heraus – und umgekehrt.

Stimme und Stimmung Extravertierte Menschen fallen leicht durch ihre helle, kräftige oder laute Stimme auf. Anders die Introvertierten – sie sprechen gedämpft, bedächtig oder langsam. Hastige Menschen sprechen meist schnell, stolpernd und oft undeutlich. Die Stimme ist unverkennbares Persönlichkeitsmerkmal eines Menschen.

Störungen der Stimme haben oft eine Störung der Person als Ursache – man ist verstimmt, und es ändert sich die Stimme. Basierend auf der Grundstimmung verändert eine momentane Situation die Stimme – sie bemerken bei Ihrem Kind, wenn es sie anlügt, eine Veränderung an Stimme, Blick und Haltung.

Wofür die Stimme des Kindes wichtig ist

Stellen Sie sich vor, Sie sehen im Fernsehen eine Diskussionsrunde mit Teilnehmern, die Sie noch nie gesehen haben. Was denken Sie, woran Sie diese Personen beurteilen – an ihrer Kleidung, ihrem Gesicht, ihrer Stimme oder am Inhalt dessen, was sie sagen? (Beim letzten Punkt würden Politiker schlecht abschneiden.) Psychologen haben erforscht, dass wir vor allem aufgrund der Stimme eines Menschen ein Urteil fällen, dann erst aufgrund der Optik und ganz zuletzt aufgrund seiner Aussage. Dass die Stimme wichtig für die Einschätzung durch den Gesprächspartner ist, sollte schon in der Schule berücksichtigt werden. Kinder, die trotz gutem Wissen bei einer Prüfung undeutlich und gehemmt sprechen, haben dadurch eine schlechtere Ausgangsbasis als ihre selbstsichereren Kollegen. Leider wird deutliche Aussprache in der Schule nicht unterrichtet.
Noch wichtiger wird die Stimme, wenn wir von einem Menschen nichts anderes wahrnehmen als eben seine Stimme, also wenn wir telefonieren. Sie rufen beispielsweise bei einem Massageinstitut an, wo Sie sich verwöhnen lassen wollen. Sie erwarten eine ruhige, angenehme Atmosphäre – da meldet sich eine Sekretärin mit einer krächzenden Stimme, die Ihnen durch Mark und Bein geht. Wahrscheinlich werden Sie sich das Ganze nochmal überlegen und eine andere Firma anrufen. Die Wichtigkeit einer harmonisch klingenden, angenehmen Stimme wird in letzter Zeit zunehmend erkannt. Je früher man hier hilft, umso besser.

Hilfestellungen für Stimm- und Sprechauffälligkeiten

Da die Qualität der Stimme ein Produkt aus mehreren Komponenten ist, sollte auch der therapeutische Zugang vielfältig sein. Ein gut ausgebildeter Komplementärmediziner wird zunächst organische Mängel ausschließen: HNO-Raum, Polypen in der Nase, Kiefergelenk, Gebiss, Halswirbelsäule, Zwerchfellstand, Lunge und Atembewegungen. Dann wird ein Therapiekonzept entworfen, wobei meist auch ein Logopäde oder ein Atemtherapeut beteiligt ist.

Singen ist die beste Schulung für gesundes Atmen.

Stimmauffälligkeiten, bei denen Sie tätig werden sollten

- Sehr laute, kreischende oder sehr leise, undeutliche, verhaltene Stimme
- Ausblasen oder Einziehen von Luft beim Sprechen
- Undeutlichkeit der Sprache, mangelndes oder einseitiges Öffnen des Mundes
- Extreme im Tempo – zu hastig oder zu langsam, mit Unterbrechungen im Sprachfluss
- Körperliche Fehlhaltungen beim Sprechen, beispielsweise Hochziehen der Schultern, Runzeln der Stirne, unwillkürliche Lippenbewegungen etc.

Bei anhaltenden Stimmauffälligkeiten muss natürlich ein HNO-Arzt konsultiert werden!

Homöopathische Behandlung

Akute Stimmstörungen und Heiserkeit:

- Heiserkeit ohne Schmerzen, eventuell mit rauem Gefühl und Trockenheit im Rachen, das Kind räuspert sich gern und zupft an seinen Lippen **Arum triphyllum**
- Stimmverlust durch Schreien, Kälte und Überanstrengung, mit oder ohne Heiserkeit **Phosphor**
- Schwäche und/oder Aussetzen der Stimme durch Kränkung oder auch Kälte **Causticum**

Spielerisch Stimme und Atmung fördern

Die ersten Laute von Kindern sind dazu geeignet, die Zwerchfelltätigkeit anzuregen. Vor dem Sprechenlernen kann die Stimme durch Singen gefördert werden. Kinder imitieren gern das, was man ihnen vormacht. Die beste Vorsängerin ist die Mutter, wobei es nicht unbedingt darauf ankommt, dass jeder Ton perfekt ist.

Achten Sie darauf, dass Sie es nicht falsch vormachen – die Schultern beim Einatmen nicht hochziehen! Hilfreich ist folgende Vorstellung: Die Atemluft strömt den Rücken entlang nach unten, dabei weitet sich der Brustkorb nach unten und außen, ebenso wie die Flankengegend. Wenn Sie Ihre Hände dort auflegen, bemerken Sie die Weitung; der Bauch soll dabei entspannt bleiben. Die richtige Atmung kann man gut bei einer Opernsängerin beobachten – der Brustkorb bleibt ruhig.

Übungen zur Förderung der Zwerchfellbewegung

Folgende Laute mehrmals hintereinander relativ laut sprechen oder singen, wobei man kein Einatemgeräusch hören sollte:

- Piff paff puff – mit dem Bild eines Jägers verknüpfen
- Oooo – ein Fenster in einen schönen Garten öffnen und dabei staunen. Dabei die Luft nicht ausblasen, sondern ansaugen
- Fffff-t – ein paar Sekunden lang das f durch den Mund ausblasen und mit dem t beenden. Der Laut passt zu dem Bild eines Fahrradschlauches, aus dem durch ein kleines Loch Luft entweicht
- Sssss-t – ähnlich wie bei fffff-t
- S-sch-t s-sch-t – wir imitieren einen Dampfkessel oder eine Maschine
- Dazwischen das Lachen nicht vergessen!
- Glissando – einen möglichst hohen Ton stufenlos nach unten ziehen
- Lieder mit Explosionslauten, Lautmalerei und Emotionen singen, wobei Haltung und Atmung kontrolliert werden müssen

Dies sind nur ein paar Hinweise; richtige Schulung kann nur in Gruppen- oder Einzelunterricht durch geschulte Pädagogen erfolgen.

Singen im Chor macht auch Spaß; versuchen Sie so früh wie möglich, Ihr Kind dafür zu begeistern. Dies ist auch das beste Gegengewicht zum Konsumangebot, das die Kinder nur passiv sein lässt.
Die Schulung der Singstimme hat auch positive Auswirkungen auf die Sprechstimme. Natürlich ist dabei Ihr Vorbild wichtig, denn davon lernen die Kinder am meisten. Sie werden im späteren Leben viele Situationen besser meistern, wenn sie durch eine angenehme Stimme auffallen!
Die Kreativität fördern Nicht nur die Stimme oder das Singen, auch jede andere kreative Beschäftigung ist für die Entwicklung Ihres Kindes wichtig. Die positiven Aspekte des Musizierens sind wissenschaftlich längst bewiesen: Musizieren fördert die Persönlichkeit; man lernt, auf andere zu horchen, sich anzupassen und Konflikte zu lösen.
Andere Hobbys Das Stichwort heißt Beschäftigungstherapie statt Passivität! Fördern Sie Ihr Kind, indem Sie ihm viele Möglichkeiten anbieten, kreativ zu sein. Von der Malerei angefangen über das Sammeln von Gegenständen und handwerkliche Tätigkeiten bis hin zur Beschäftigung mit der Natur gibt es für jeden etwas zu entdecken. Einen Regenwurm im Garten zu beobachten, wird ein Kind mehr faszinieren als ein Computerspiel.

Lebenssituationen, die Krankheiten auslösen können

Morbus Kindergarten

Morbus ist der lateinische Fachausdruck für Krankheit. Es ist eine häufige Beobachtung, dass neue Lebenssituationen Krankheiten auslösen können. Je nach Lebensalter und Konstitution reagieren Kinder unterschiedlich auf den Eintritt in den Kindergarten. Grundsätzlich sollte dieser Schritt umso vorsichtiger getan werden, je jünger das Kind ist.

Homöopathische Behandlung

Das erste Mittel gegen die Anspannung und Aufregung in der Erwartung des Neuen ist der wilde Jasmin **Gelsemium sempervirens**

Beim Gesunden erzeugt Gelsemium das „Gefühl des Feldherrn vor der Schlacht". Also eine mehr oder weniger starke Anspannung – bei Kindern kann sich das in den Windeln niederschlagen.

Am besten verabreicht man eine Dosis Gelsemium C 12 am Abend vor dem Ereignis, kombiniert mit einer Gute-Nacht-Geschichte.

Im Kindergarten kommen Kinder nicht nur mit ihresgleichen zusammen – sie werden auch massiv mit Krankheitserregern konfrontiert. Auch bei guter Hygiene lassen sich deshalb Tröpfcheninfektionen und damit die üblichen oder ständigen Infekte nicht ganz vermeiden.

Vorbeugung ohne Nebenwirkung Nicht selten hört man die Feststellung: „Seit mein Kind im Kindergarten ist, hat es ständig irgendetwas!" Bakterien und Viren sind erfinderisch, müssen sie sich doch ständig gegen die chemische Keule von Antibiotika und anderen starken Mitteln wehren. Sie wehren sich auf ihre Weise – sie verändern sich so, dass sie gegen Medikamente unempfindlich werden. Aus diesem Grund sind die kleinen Tierchen auch so aggressiv geworden.

Schutz dagegen bietet ein Paket von Maßnahmen, mit dem man mindestens einen Monat vor Einbruch der schlechten Jahreszeit beginnen sollte:

Basisprogramm Immunstärkung

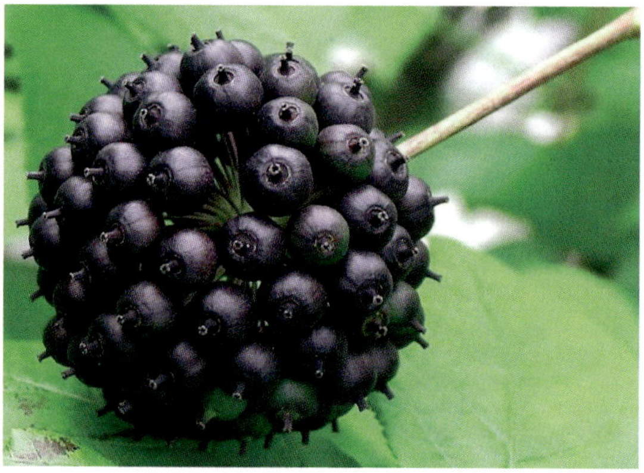

Eleutherococcus senticosus

1. Stärkung der Darmflora – siehe Kapitel 7 und 11
2. Pflanzenextrakte aus der Ayurveda-Medizin verabreichen (Jade, Astragalus, Eleutherococcus) – siehe Kapitel 11, Seite 134
3. Eine Dosis **Influenzinum C 200**
   oder nach ärztlicher Rücksprache **Streptococcinum**
   oder **Pneumococcinum**
   oder **ABC**
4. Nicht zu viel Obst essen lassen (Weintrauben, Pflaumen und andere Herbstfrüchte können starke Gärung verursachen!), Vitamine mittels eines guten Präparates zuführen
5. Abends den Darm mit Gemüsesuppe entlasten
6. Heublumenwickel und Bambuspflaster etwa 2 × wöchentlich zur Entgiftung
7. Abendliche Nasenreinigung mittels Meersalztropfen, Nasendusche oder Inhalieren von milden Ölen (Eucalyptus, Fichte, Melisse)
8. Beim Auftreten der allerersten Symptome das passende Akutmittel geben

Symptome von Überlastung oder psychischen Spannungen Schlafstörungen, Aufschreien oder Weinen im Schlaf sowie Einnässen sind ernste Warnungen, dass etwas nicht in Ordnung ist. Manchmal geben die Inhalte von Träumen Aufschluss über die Ursache der Störung. Außerdem erhält der Homöopath über die Trauminhalte Hinweise auf bestimmte Mittel.

Morbus Schule

Hier ist es ähnlich wie beim vorigen Kapitel, allerdings schon etwas ernster. Die Kinder haben bereits Erfahrungen damit, wie es ist, mit anderen Kindern umzugehen. Jetzt müssen sie lernen, mit der Autorität des Lehrers zurechtzukommen. Hier können ein paar Mittel unterstützend helfen, auch bei der Umstellung des Tagesrhythmus.

Das Problem des frühen Frühstücks Hier ist es wichtig, das Kind langsam an einen frühen Tagesrhythmus zu gewöhnen. Das ist für konstitutionelle „Nachteulen" schwierig oder zum Beispiel für das Kind einer Opernsängerin und eines Arztes. Bleibt nur zu hoffen, dass das Kind auch die Vorliebe für einen Nachtberuf entdeckt.

Während der Schulstunden kann es leicht dazu kommen, dass Kinder zu wenig trinken. Süße Limonaden oder Milch sind kein ausreichender Ersatz!

Hilfestellungen

- Frühes Einschlafen durch eine beruhigende Fußmassage fördern
- Ein Bad mit Baldrianbalsam nehmen lassen – Baldrian ist ein starkes Schlafmittel ohne Nebenwirkung und im guten Fachhandel erhältlich
- Generell Reizüberflutung vermeiden – schnelle Bilder beim Fernsehen und unzählige andere optische und akustische Reize verursachen Probleme, vor allem beim Einschlafen
- Am Nachmittag beruhigende Tees verabreichen – siehe Kapitel 6, Seite 73
- Beim Abendessen ist leicht verdauliche Kost wichtig. Obst führt oft zu Gärungen und ist ab etwa 16 Uhr kontraproduktiv. Auch Kartoffeln und holzige Speisen sowie dunkles Brot sollten am Abend vermieden werden.

Homöopathische Behandlung

- Bei Folge von Überreizung, wenn das Kind nicht abschalten kann, einige Stunden vor dem Zubettgehen **Coffea C 30**
- Morgens, wenn es Appetitlosigkeit und Anlaufprobleme mit leichter Übelkeit und Kreislaufschwäche gibt **Ferrum phos.**
- Mit vermeintlicher Ungerechtigkeit umgehen lernen: Bei ungerechter oder vermeintlich ungerechter Behandlung **Causticum C 12**
- Unruhe beim Sitzen **Rhus tox., Zincum metallicum**
- Konzentrationsschwäche, Müdigkeit und Unfähigkeit, dem Unterricht zu folgen, manchmal verbunden mit Kopfschmerzen. Hier immer darauf achten, dass das Kind in kleinen Schlucken genügend Wasser trinkt, außerdem **Acidum phos.**

Bei chronischen Problemen muss ein konstitutionelles Mittel gesucht werden.

- Prüfungsangst und Lampenfieber: Bei übermäßiger Anspannung und körperlichen Symptomen können homöopathische Globuli hilfreich sein, sie sollten aber nicht wegen jeder Kleinigkeit verabreicht werden. Das erste Mittel für Prüfungsangst ist **Gelsemium C 12**

Morbus Naschen

Siehe Kapitel 7, Seite 78–79, und Kapitel 8, Seite 89.

Morbus Urlaub

Zu den Urlaubsvorbereitungen gehört auch die Kontrolle der homöopathischen Notfallapotheke.

Obwohl Erwachsene Urlaub überwiegend positiv erleben, können bereits die Vorbereitungen für das Kind Stress bedeuten.

Homöopathische Behandlung

- Gegen Erwartungsspannung und Aufregung mit Unruhe **Gelsemium C 12**
- Abends Probleme mit Übererregtheit und Einschlafschwierigkeiten, das Kind kann nicht abschalten **Coffea C 30**
- Übelkeit auf Reisen: rechtzeitig, nämlich schon bei den ersten Anzeichen, ein Mittel geben; außerdem für frische Luft sorgen und das Kind beim Fahren nicht lesen lassen; keine Milch zum Frühstück. Erstes Akutmittel **Tabacum C 12**
- Magen-Darm-Problemen vorbeugen: Speisen – vor allem in südlichen Ländern – nach dem Motto: „Koch es, schäl es oder vergiss es!" auswählen. Auch Naschereien oder Eis von mobilen Verkäufern können Probleme nach sich ziehen. Erziehen Sie Ihre Kinder frühzeitig in diese Richtung. Das erste Mittel bei urlaubsbedingter Ernährungsumstellung ist **Okoubaka C 12**

Siehe auch Kapitel 11, Seite 146–149.

11 Richtig reagieren nach dem Prinzip „Da, wo es wehtut" – sanfte Mittel von Kopf bis Fuß

Sei gut zu deinem Körper, damit deine Seele Lust hat, darin zu wohnen Therese v. Avila

Grundregeln für das Finden des Arzneimittels

Kinder werden meistens dann krank, wenn es am wenigsten in das elterliche Konzept passt: Am Wochenende, um Mitternacht, im Urlaub oder vor Familienfeiern. Gerade dafür ist die homöopathische Notfallapotheke geschaffen, die man natürlich überall hin mitnehmen muss!

Gleich zu Beginn überlegt statt panisch reagieren! Mit Schmerz signalisiert der Körper, dass etwas nicht in Ordnung und der Energiefluss gestört ist. „Da, wo es wehtut" beginnen wir mit unserer Beobachtung, auch wenn die Ursache der Krankheit nicht immer dort zu finden ist, wo es weh tut. Je genauer Kinder etwas beschreiben können, umso leichter ist die Mittelfindung für den Homöopathen. Unsere Beobachtung hilft dabei, in der Akutphase richtig zu reagieren und dem Arzt verwertbare Informationen zu liefern.

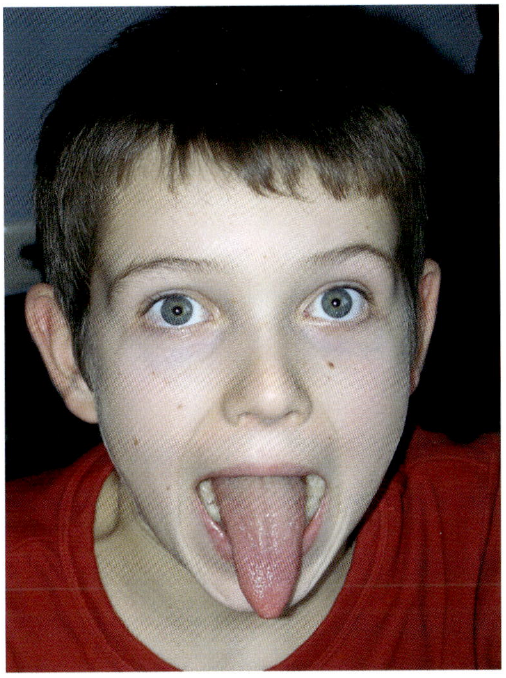

Die Zunge gibt wertvolle Hinweise auf bestimmte Arzneimittel

Was genau muss beobachtet werden?

Die vier W lauten: Was? – Warum? – Seit wann? – Womit?

- *Was?* – Welche Beschwerden gibt es wo?
- *Warum?* – Gibt es eine eindeutige Ursache, einen Auslöser?
- *Seit wann?* – Der Beginn der Krankheit? Plötzlich, langsam?
- *Womit?* Begleiterscheinungen, allgemeine oder psychische Veränderungen?

Was ist bei der homöopathischen Behandlung anders als bei der allopathischen Therapie? Nicht nur, dass man länger beim Arzt ist ...

1. **Was und wo?** Dies sind die Erscheinungen der Krankheit, die sich uns zeigen. Beispielsweise klagt das Kind über Schmerzen im Bauch. Sie haben am Nachmittag ziemlich plötzlich begonnen, das Kind ist sehr unruhig, kann nicht liegen und durch nichts beruhigt werden. Es tut im ganzen Bauch weh, nichts hilft. Bei Befragen zeigt es irgendwo hin, es kann die Schmerzen nicht lokalisieren. Da sich das Ganze schnell verschlechtert, rufen die Eltern den Notarzt.
2. **Warum?** Die Ursache ist oft der Schlüssel für das passende homöopathische Mittel – bei der Allopathie ist die Ursache meist belanglos. Ob man Fieber durch Kälte oder durch akuten Kummer bekommt: Das Anti-Fieber-Mittel ist das gleiche. Im konkreten Bauchweh-Beispiel waren die Ursachen eine ordentliche Portion Sauerkraut am Vortag sowie Aufregungen mit dem Haustier. Diese beiden Aspekte führen zu einigen passenden Mitteln.

Noch bevor die ärztliche Diagnose einer Krankheit gestellt wird, können wir ihr mit sanften Mitteln die Spitze brechen.

3. **Der Zeitpunkt sowie die Entwicklung der Beschwerden?** In unserem Bauchweh-Beispiel beginnen die Schmerzen plötzlich am Nachmittag, ziemlich heftig. Sie steigern sich, der kleine Patient erträgt keine Wickel oder irgendetwas anderes.
4. **Als Begleiterscheinung** sehen wir große Unruhe bei den Schmerzen – das ist nicht immer so. Psychisch ist das an sich nette Kind sehr irritiert und so auf den Schmerz konzentriert, dass nichts zur Besserung beiträgt.

Was zeigt sich bei der ärztlichen Untersuchung? Auffallend war der heftige Bauchschmerz. Bei der Untersuchung ist es klar – es handelt sich bereits um eine so heftige Bauchschmerzsituation, dass eine Einweisung ins Krankenhaus unumgänglich ist. Hier muss man an eine hoch akute Blinddarmentzündung denken.

Der homöopathische Notarzt verabreicht ein paar Kügelchen Colocynthis, die Bittergurke. Innerhalb weniger Minuten beruhigt sich das Kind, beim Rettungstransport sind die Schmerzen schon erträglicher. Im Krankenhaus wird aufgrund der Befunde noch am selben Abend der Blinddarm operiert. Man sieht bei der Operation, dass bereits ein Durchbruch mit Eiter in die Bauchhöhle stattgefunden hat – deshalb die starken Schmerzen.

Der Vorteil der homöopathischen Schmerzbehandlung Im beschriebenen Fall haben die Globuli trotz des schweren Krankheitsbildes eine Linderung gebracht, obwohl selbstverständlich operiert werden musste. In alten homöopathischen Journalen finden sich zahlreiche derartige Beispiele mit guten Erfolgen, wo Operationsmöglichkeiten noch nicht so gegeben waren wie heutzutage.

Die Dosierung eines homöopathischen Mittels

Im Akutfall besteht eine Dosis aus fünf Globuli. Ob es drei, sechs oder acht Stück sind, ist sekundär, da die Wirkung – im Gegensatz zu Tabletten – nicht von der Menge abhängig ist. Man gibt dem Kind die Globuli in den Mund, idealerweise unter die Zunge. Etwa fünf Minuten vorher und nachher nichts essen oder trinken lassen. Homöopathika in Tropfenform sollten Sie in Wasser verdünnen. Wegen des Alkoholgehaltes der Tropfen sind Globuli oder Milchzuckertabletten zu bevorzugen.

Grundregeln zur Dosierung

Wie oft wird ein Mittel verabreicht? Grundsätzlich einmal eine Dosis von fünf Globuli. Ausnahmen bestätigen die Regel. Es gibt in der Dosierung keinen prinzipiellen Unterschied zwischen Kindern und Erwachsenen.
Die Regel der einmaligen Gabe ist am schnellsten anhand des Computers erklärt. Will man ihm einen Befehl geben, reicht ein einmaliger, gezielter Tastendruck – mehrere Tasten auf einmal verwirren eher. Dieses Beispiel lässt auch den Unterschied zwischen einem gezielten Einzelmittel und einem Komplexpräparat verstehen.
Ausnahmen: Sehr akute und heftige Zustände. Hier helfen erfahrungsgemäß nur Potenzen ab 30 oder 200. Man gibt eine Dosis von fünf Globuli und löst anschließend weitere fünf Globuli in ⅛ l Wasser auf. Das aufgelöste Mittel gibt man erneut, wenn anfänglich eine Besserung eingetreten ist, diese aber nach einiger Zeit wieder nachlässt, beispielsweise bei Koliken im Bauch oder bei Zahnschmerzen. Bessert sich auf die allererste Gabe nichts, ist das Mittel falsch und Wiederholungen sind sinnlos.
Bei chronischen Beschwerden gelten andere Regeln, die aber nicht für die Selbstbehandlung geeignet sind.
Außerdem zu beachten: Gegenmittel Starke ätherische Öle wie Kampfer oder Menthol (in Einreibungen oder Duftlampen) können die Wirkung der Arzneimittel abschwächen.

Was tun nach der Gabe eines Mittels?

Zurücklehnen und beobachten. Je genauer das Mittel passt, umso eleganter ist der Verlauf.
Möglichkeiten:

1. Prompte Besserung – nichts mehr tun, das Kind bei zu großer Aktivität bremsen
2. Anfängliche leichte Verschlechterung, dann Besserung (Erstreaktion) – ist ein gutes Zeichen
3. Keinerlei Besserung – das Mittel ist falsch oder es gibt eine Blockade
4. Langsame Besserung – das Mittel ist nur teilweise passend oder die Potenz zu niedrig

Wie der Verlauf der Krankheit beobachtet werden soll

Bei an sich gesunden Kindern verlaufen akute Krankheiten in der Regel unkompliziert. Meist geht es auf der Immuntreppe nur eine Stufe bergab und bei guter Behandlung schnell wieder bergauf. Um diese Entwicklung beurteilen zu können, sollten Sie die wichtigsten Faktoren kennen, die eine Verbesserung oder Verschlechterung anzeigen.

Welche Änderungen ergeben sich beispielsweise bei gutem Verlauf eines akuten Fiebers mit trockenem, schmerzhaften Husten?

Nach der Gabe des richtigen Mittels sollte Folgendes eintreten:

- Die Beschwerden, die das Kind am meisten stören, verbessern sich – der Husten wird weniger schmerzhaft und milder.
- Allgemeine Besserungszeichen sind: Schweißausbrüche und vermehrte Ausscheidungsvorgänge von Stuhl oder Harn, etwa in Form von Durchfall. Dadurch sollte das Fieber sinken.
- Durst und Appetit sind wichtige Symptome. Will das Kind nach einem durstlosen Fieberstadium zu trinken, ist dies ein gutes Zeichen. Hat es bei Fieber Appetit, muss man es bremsen und darf nur kalorienarme Speisen geben, etwa Suppe oder Gemüse.
- Das psychische Bild muss besser und entspannter werden.

Die beste Reaktion eines intakten Immunsystems ist bei Kindern plötzliches, heftiges Fieber, das mit den richtigen Kügelchen innerhalb weniger Tage wieder in Ordnung kommt. Laufen akute Krankheiten immer nach einem ähnlichen Muster ab, lässt sich mit Ihrem Homöopathen leicht ein passendes Mittel bestimmen, das bei einem neuen Krankheitsfall sofort gegeben werden sollte.

Im Folgenden werden Hilfestellungen nach Körperregionen dargestellt.

Kopf und Kopfschmerz

Bei sehr heftigen Schmerzen, die sich auf Sofortmaßnahmen nicht innerhalb von Stunden bessern, **den Arzt holen!**

Akute Kopfschmerzen infolge von Verletzung, Sturz oder Prellung Hier muss an die Möglichkeit einer Gehirnerschütterung gedacht werden. Also gut beobachten und bei Übelkeit, Erbrechen oder zunehmender Schwäche den Arzt aufsuchen! Globuli kann man auch dem bewusstlosen Patienten in den Mund geben.

Wiederholt auftretende Kopfschmerzen bedürfen der ärztlichen Abklärung, da sie durch unterschiedlichste Ursachen entstehen können.

Homöopathische Behandlung

Erstes Mittel **Arnika**

Zusätzlich kühle Umschläge am Kopf oder im Genick.

Akuter Kopfschmerz unklarer oder unterschiedlicher Ursache Kindliche Kopfschmerzen treten meist durch Überlastung oder in Verbindung mit Verdauungsstörungen auf. Wenn Kinder den Ort und die Art des Schmerzes beschreiben können, erleichtert dies die Mittelwahl. Zu beobachten sind auch die Begleiterscheinungen, z.B. gesteigerter Durst im Rahmen von Kopfschmerzen.

Homöopathische Behandlung

- Kopfschmerz als Folge von geistiger Überlastung, Reizüberflutung oder Lernen, Überanstrengung der Augen, Wetterwechsel oder Föhn, auch Kränkung oder Stress. Schmerz in der Stirn oder nicht lokalisierbar, eher blasses Gesicht, Ringe um die Augen. Das Kind ist müde und hat ein Verlangen nach (Bett-)Ruhe **Acidum phos.**
- Zustandsbild ähnlich wie oben, aber mit leichtem Schwindel. Oft infolge von zu wenig Schlaf, bei Zeitumstellung oder Jetlag **Cocculus**

- Kopfschmerz nach dem Baden oder nach Sport, eventuell in Kombination mit zu viel Eis, Süßigkeiten oder dem Genuss verschiedener Speisen in wahlloser Reihenfolge, mit oder ohne Übelkeit **Pulsatilla, China**
- Zustandsbild ähnlich wie bei Pulsatilla, jedoch bei Kindern, die gerne essen und auch gerne in wahlloser Reihenfolge essen, wodurch Kopfweh entstehen kann (in diesem Fall ist auch ein Einlauf hilfreich); die Zunge ist weiß belegt **Antimonium crudum**
- Zustandsbild wiederum ähnlich wie bei Pulsatilla, aber bei unruhigen und nervösen Typen, oft verbunden mit Ohrenschmerzen **Spigelia**
- Kopfschmerzen als Folge von Hitze oder Sonne, mit oder ohne Überanstrengung. Rotes Gesicht, meist klopfende Schmerzen **Belladonna**
- Ebenfalls Kopfschmerzen nach Hitze wie bei Belladonna, jedoch berstende Schmerzen bei blassem Gesicht mit viel Durst **Bryonia**
- Kopfschmerzen als Folge von Wind oder Zugluft mit allgemeiner Empfindlichkeit oder Frösteln, die durch Wärme oder Ruhe besser werden **China**
- Kopfschmerzen durch eisigen Wind oder Kälte **Aconitum**
- Kopfschmerzen mit Übelkeit, wie bei Migräne, eventuell saures Aufstoßen oder Erbrechen **Iris**
- Kopfschmerzen als Folge von Ärger oder Kränkung, bei sensiblen, zarten Kindern **Ignatia**
- Bei eher verschlossenen Typen, die Trost ablehnen **Natrium muriaticum**

Natürliche Begleitmaßnahmen:
Reichlich zu trinken geben, entweder Wasser oder Kräutertee, im Sommer Zitronenlimonade oder Vitamin C – kein Aspirin. Kühle oder warme Umschläge, je nach Verlangen. Äußere Reize wie Fernsehen oder Ähnliches ausschalten. Falls mit dem ersten verabreichten Mittel kein Erfolg erzielt wird, Symptome gut beobachten und den homöopathischen Arzt konsultieren.

Chinesische Kopfmassage

- Zunächst mit sanft aufgesetzten Fingerkuppen der 2.–4. Finger beider Hände von der Nasenwurzel oberhalb der Augen nach außen streichen (siehe Abbildung nächste Seite)
- Danach von den Augen über den Kopf bis zum Genick streichen
- Bewegungen langsam und ohne Druck ausführen!

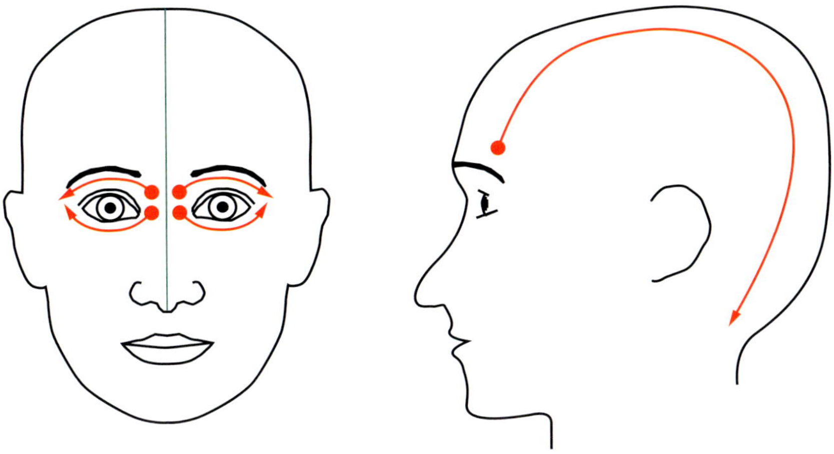

Unterscheidung nach der Art des Kopfschmerzes Manchmal erhält man von Kindern ganz gute Beschreibungen des Schmerzes. Ist die Beschreibung eindeutig, gibt sie gute Hinweise auf bestimmte Mittel.

Homöopathische Behandlung

- Klopfender Schmerz — **Chamomilla, Cocculus, Pulsatilla, Belladonna**
- Sehr starker, berstender Schmerz — **Belladonna, China, Natrium muriaticum, Spigelia**

Auch der Ort des Schmerzes, wenn deutlich, gibt gute Hinweise:

- Schläfen — **China, Acidum phos., Rhus tox.**
- Hinterkopf — **China, Ignatia, Nux vomica, Pulsatilla, Rhus tox., Spigelia**

Bei halbseitigen Schmerzen ist der Verdacht auf Migräne gegeben. Hier ist eine eingehende Erhebung der Krankengeschichte unerlässlich!

- Halbseitig eher rechts — **Belladonna, Bryonia, Cantharis, Causticum, Ignatia**
- Halbseitig eher links — **Arnika, China, Colocynthis, Sepia**

Die Tageszeit oder die Wiederkehr der Beschwerden geben auch Hinweise auf das Arzneimittel, ebenso gewisse Begleiterscheinungen.

- Kopfschmerzen mit Nesselausschlägen — **Apis**
- Kopfschmerzen mit Empfindlichkeit gegen Gerüche — **Phosphor, Sulfur**
- Kopfschmerzen mit Nasenbluten — **Ferrum phos., Phosphor, Hamamelis**

Anhand dieser Beispiele soll klar werden, dass eine Behandlung nur durch das Zusammenspiel von Eltern, Patient und Arzt erfolgreich sein kann. Es lohnt aber, Geduld zu haben, um durch die richtigen Kügelchen das Leiden wirklich auszuheilen!

Chronische oder immer wiederkehrende Kopfschmerzen Selbstverständlich bedürfen immer wiederkehrende Kopfschmerzen ärztlicher Abklärung. Selten sind Kopfschmerzen, die durch Gehirntumore oder eine Hirnhautentzündung hervorgerufen werden. Es gibt aber auch kindliche Migräne. Eine solide Beobachtung ist hier für das Auffinden des richtigen Mittels wichtig!

Was bei chronischen Kopfschmerzen besonders zu beobachten ist

1. Gibt es eine Ursache, in deren Folge die Schmerzen auftreten? Manchmal sind es Auslöser, die nicht sehr augenfällig sind, z. B. Mondphasen, Wetterwechsel, das Wochenende. Wie sind Verdauung und Durst?
2. Wie schnell verschlechtern oder verbessern sich die Beschwerden? Wie sind Beginn und Ende – plötzlich oder langsam?
3. Welche Begleiterscheinungen gibt es? Übelkeit, Kreislaufprobleme, Schwindel, Schwäche, Durst etc.
4. Wodurch werden die Beschwerden gelindert, wodurch verstärkt? Durch Ruhe, Bewegung, Essen, frische Luft?

Die Summe dieser Informationen ermöglicht es dem Arzt, mithilfe des Computers die Unzahl der möglichen Mittel auf einige wenige einzugrenzen. Üblicherweise erhalten Sie einige Akutmittel, die beim akuten Beginn gegeben werden müssen, sowie ein chronisches Mittel, um die Anfallshäufigkeit zu reduzieren.

Eine Änderung des Zustandsbildes ist dem Arzt unbedingt mitzuteilen, da dies ein Hinweis auf einen Fortschritt in der Therapie ist. Normalerweise sind alle zwei bis vier Wochen Kontrollen erforderlich.

Achtung! In unserer modernen Zeit kann Kopfweh durch elektromagnetische Felder ausgelöst werden, vor allem durch Handys oder Schnurlostelefone!

Nase

Nasenbluten

Homöopathische Akutbehandlung

Je nach Ursache und Begleiterscheinungen kommen folgende Mittel in Betracht:

- Nasenbluten durch Verletzung, Stoß auf die Nase oder durch Überanstrengung **Arnika**
- Nasenbluten ohne ersichtliche Ursache bei zarten, blassen Kindern, die leicht ermüden **Phosphor**
- Zustandsbild ähnlich wie bei Phosphor, aber bei Kindern mit roten Wangen **Ferrum phos.**

Das Kind auf den Rücken legen und ins Genick sowie auf die Stirn einen kühlen Umschlag geben.

Schnupfen

Banaler Schnupfen – oft harmloser Beginn einer ernsten „-itis“
Schnupfen entsteht meist durch Viren oder durch Luftpartikel, die eine Reizung hervorrufen. Dass Schnupfen mit Behandlung sieben Tage und ohne Behandlung eine Woche dauert, gilt nur dann, wenn die Behandlung nicht richtig gewählt ist.

Bei Schnupfen zuerst fragen: Rinnend oder verstopft? Und vor allem: Wovon hat mein Kind vielleicht die Nase voll?

Den banalen Schnupfen ernst nehmen und gleich bekämpfen! Aus manchem verschleppten Schnupfen hat sich eine bedrohliche Nebenhöhlenentzündung entwickelt!

Wann gibt man das erste Mittel? Wichtig ist, nach dem Prinzip des Feuerlöschens gleich etwas zu tun! Mit Globuli können Sie nicht schaden, aber viel nützen!
Schon die alten Chinesen haben beobachtet, dass es einen Zusammenhang zwischen den Nasenschleimhäuten und der Schleimhaut des Verdauungstraktes gibt. Die Meridianpunkte von Magen und Dickdarm liegen in unmittelbarer Nähe der Nase. Deshalb empfiehlt

sich zusätzlich zu den passenden Globuli die Entlastung des Bauches. Schonkost und eventuell Einläufe sind hier hilfreich.

Homöopathische Behandlung

- Der gewöhnliche „Wald- und Wiesenschnupfen", bei dem nichts Besonderes zu beobachten ist außer einer leichten Absonderung von Sekret aus den Schleimhäuten **Quillaya saponaria**
- Fließschnupfen mit Niesen und rinnender Nase wie beim Zwiebelschneiden **Scilla**
- Schnupfen mit starkem Jucken, heftigem Niesen und Rinnen, meist allergisch bedingt **Sabadilla**
- Schnupfen mit verstopfter Nase, der sich durch frische Luft oder Waschen des Gesichts bessert **Sticta pulmonaria**
- Schnupfen mit Niesen und Augensekret, brennende, rote Augen, Verschlechterung in der Wärme – hier hilft Augentrost **Euphrasia**
- Auf die Augen einen Umschlag mit kühlem Kamillentee (mit einer Prise Salz auf ¼ l Tee) geben.

Unterscheidung nach Ursachen:

- Schnupfen als Folge von eisigem Wind; plötzlicher, heftiger Krankheitsbeginn **Aconitum**
- Schnupfen als Folge von feuchter Kälte, Durchnässung oder Wetterwechsel mit sinkender Temperatur **Dulcamara**

Natürliche Begleitbehandlung

Oft ist Schnupfen mit kalten Füßen kombiniert – ein Alarmsignal! In diesem Fall unbedingt ein heißes Fußbad oder ein Überwärmungsbad (siehe Kapitel 4, Seite 44) nehmen.

Die Nase spülen, aber wie? Viele Kinder reagieren panisch, wenn man ihre Nase spülen will. Am besten versucht man dies schon in Zeiten der Gesundheit spielerisch in der Badewanne. Das Spülen der Nase sollte am besten mit lauwarmen Salzlösungen erfolgen, wobei Meersalz oder standardisierte Lösungen besser sind als ungenau dosiertes Kochsalz. Im Handel gibt es Nasenduschen, mit denen die Lösung in ein Nasenloch eingebracht wird. Sie rinnt hinten und beim anderen Nasenloch wieder heraus, spült dabei Staub, Viren und Bakterien weg und befeuchtet die Schleimhaut. Vor allem abends vor dem Schlafengehen sollte man die Nasenspülung anwenden. Als Belohnung können Sie eine Gute-Nacht-Geschichte erzählen – vielleicht über den

Gartenschlauch, der eine Nasendusche werden wollte und dafür zu dick war.
Die Nase sollte nicht mit abschwellenden Nasentropfen eingetropft, sondern zunächst mit Kochsalzlösung gespült werden. Dies gilt vor allem bei Allergien. Anschließend kann man gegen das Verstopfungsgefühl milde ätherische Öle verwenden, z. B. Thymian, Geranie oder Mischungen. Oft genügt es, am Naseneingang einen kleinen Tropfen auf die Haut aufzutragen. Bei sehr trockener oder verkrusteter Nase helfen Nasentropfen mit homöopathischem Luffa oder milde ätherische Öle, die in die Nase getropft werden. Aber Vorsicht – zuerst einen Hauttest machen (siehe unten)!

Ätherische Öle bei Schnupfen

Belebend: Fichte, Eukalyptus, Rosmarin, Angelika, Basilikum
Beruhigend (z. B. abends anwenden): Ingwer, Vanille, Mandarine, Nelke

Duftende Lampen Duftlampen können durchaus eine wohltuende Atmosphäre schaffen. Vorsicht ist jedoch bei überempfindlichen Kindern angezeigt; außerdem können Aromen zeitabhängig Kopfschmerzen oder Hustenreiz erzeugen. Hier gilt das Prinzip: Weniger ist mehr!

Ätherische Öle richtig anwenden!

Zunächst auf Allergien testen:
Ganz wenig Öl in der Ellenbeuge auftragen, um das Auftreten einer allergischen Reaktion zu testen. Außerdem kann man hier riechen und testen, ob der Geruch angenehm ist. Zeigt sich innerhalb von 15 Minuten an der Hautstelle keine Reaktion, also keine massive Rötung und kein Brennen, kann man mit der Anwendung beginnen.

Richtige Anwendung:
Ein ganz klein wenig Öl vorsichtig am Naseneingang unter den beiden Nasenlöchern auftragen. Nimmt man zu viel, brennt auch das beste Öl! Keine kampferhältigen Präparate verwenden, da diese stark reizen und die Wirkung der Globuli abschwächen. Wiederholen, wenn die Wirkung vorüber ist.

Zunächst die geringste Dosis – einen Tropfen – nehmen. Wenn die Haut irritiert ist, weiter entfernt von der Nase auftragen.

So nicht! Markus hat von seiner seit Tagen verstopften Nase genug – eine Radikalkur muss her. Schnell ein paar ätherische Öle in der Drogerie gekauft, diese auf die Zipfel eines Papiertaschentuches getropft und in beide Nasenlöcher gestopft. Das Taschentuch bleibt während einer fünfstündigen Autofahrt in der Nase. Diese ist danach etwas freier, dafür sind die Augen rot und brennen. In der Nacht rächt sich die Reizüberflutung: Massive Niesanfälle, Kopfweh, Husten und Atemnot mit einem Nesselausschlag am ganzen Oberkörper. Das Ganze klingt innerhalb von Stunden ab, allerdings nicht sanft. So können Rosskuren ausgehen, denn die Schleimhäute sind Organe, die medizinisch wirkende Stoffe – also auch ätherische Öle – sehr gut aufnehmen.

Allergischer Schnupfen

Siehe Kapitel 7, Seite 85.

Akupressur Hilfreich sind die bei Säuglingsschnupfen angeführten Punkte Yintang, Di 3 und Di 20 (siehe Kapitel 3, Seite 37), da hier wichtige Punkte des Dickdarm- und Magenmeridians vorhanden sind.
Jeden Punkt bzw. die Zone mit leichtem Druck jeweils eine Minute langsam kreisend behandeln.

Augen

> Augenkrankheiten müssen ärztlich abgeklärt werden.
> Die hier genannten Tipps gelten nur als Hilfestellung für die Akutphase bis zum Arztbesuch.

Schmerz Handelt es sich um Schmerz infolge von Verletzungen, siehe Kapitel 14, Seite 192. Sind Zugluft oder kalter Wind die Ursache oder gibt es keine ersichtliche Ursache, so sind folgende Mittel angezeigt:

Homöopathische Behandlung

Bei Rötung und Fremdkörpergefühl – erstes Mittel **Aconitum**
Anschließend **Euphrasia**

Lokale Behandlung:
Umschlag mit kühlem Kamillen- oder Augentrosttee.
Dem Tee auf ¼ l eine Prise Salz beigeben.

Absonderungen aus den Augen und andere Beschwerden Absonderungen aus den Augen sind ein Symptom, das bei kleinen Kindern oft mit Schnupfen kombiniert ist. Dann ist die Behandlung des Schnupfens vorrangig; eine weitere Möglichkeit ist ein viraler Infekt als Ursache. Hier ist Beobachtung wichtig: Beobachten Sie die Tageszeit, zu der die Absonderung vermehrt auftritt, ob sie eher aus dem inneren oder aus dem äußeren Augenwinkel kommt, welche Farbe sie hat, ob sie dick- oder dünnflüssig ist etc.
Meist tritt die Absonderung morgens im Zusammenhang mit einem Schnupfen auf. Anfangs ist sie weißlich, dann gelb.

Homöopathische Behandlung

- Erstes Mittel bei Absonderungen aus den Augen **Pulsatilla**
- Absonderungen mit brennenden Schmerzen und Rötung des Auges **Euphrasia**
- Rötung des Lidrandes mit oder ohne Absonderung – meist bei Allergien oder infolge von Zugluft. Wenn das Kind keinerlei Beschwerden äußert, nur Umschläge mit Tee machen (siehe oben). Bei Jucken, Brennen

oder Beißen der Augen, oft verbunden mit Niesen – erstes Mittel **Sabadilla**

Beginnendes Gerstenkorn Dieses zeigt sich meist als kleine, rötliche Schwellung am Lidrand. Obwohl es sich um eine harmlose Störung handelt, kann sie dennoch lästig sein, vor allem weil sie gern immer wieder einmal auftritt. Das Vollbild des Gerstenkorns bedeutet eine Beeinträchtigung von ein bis zwei Wochen und wird mit antibiotischen Salben behandelt. Zu Beginn verursacht es bis auf ein eventuelles leichtes Jucken kaum Beschwerden. Das Fortschreiten der Schwellung lässt sich mit den angeführten Mitteln hintanhalten. Zusätzlich milde, gewürzarme Kost zu sich nehmen und auf Süßes verzichten.

Homöopathische Unterstützung

- Beginnendes Gerstenkorn – eine Verdickung, groß wie ein Stecknadelkopf, mit Rötung am Lidrand; oft kombiniert mit psychischen Problemen, die geschluckt werden. Bei Kränkung oder ohne ersichtliche Ursache **Staphisagria C 30**
- Gerstenkorn mit Eifersucht als Ursache **Lachesis**

Äußerliche Behandlung:
Teeumschläge mit Kamillentee; auf einen ¼ l eine Prise Salz zugeben.

Verblitzen der Augen Dies wird verursacht durch Schauen in helles Licht, durch zu viel Blitzlicht, den Besuch einer Diskothek oder, in milderer Form, durch die Überanstrengung der Augen bei Computerspielen oder Ähnlichem. Dabei schmerzen die Augen mehr oder weniger, sind gerötet und lichtempfindlich.

Homöopathische Unterstützung

- Bei Röte der Augen und Empfindlichkeit – erstes Mittel **Aconitum**
- Anschließend bei Hitzegefühl von Auge und Gesicht **Belladonna**
- Bei unangenehm kratzendem Gefühl, eventuell Brennen und Tränenfluss **Euphrasia**

Äußerliche Behandlung wie bei Gerstenkorn (siehe oben).

Ohren

Verletzungen

Siehe Kapitel 14, Seite 196.

Akuter Schmerz

Beobachten sollten Sie: die Ursache, welches Ohr betroffen ist, ob das Ohr gerötet ist, mit welchen Begleiterscheinungen die Schmerzen einhergehen und wodurch eine Besserung oder Verschlechterung hervorgerufen wird.

Homöopathische Behandlung

Bei Ohrenschmerzen mit bekannter Ursache:

Nach dem Baden – erstes Mittel	**Spigelia**
Als Folge von Kälte oder Zugluft	**Aconit, Ferrum phos.**

Bei Ohrenschmerzen ohne ersichtliche Ursache:

Einseitiger Schmerz entsteht oft infolge von Zugluft oder beim Zahnen, manchmal mit einseitiger Röte des Ohres. Ist das Kind quengelig und will getragen werden, was aber die unleidliche Stimmung nicht bessert – erstes Mittel	**Chamomilla**
Ohrenschmerzen als Begleiterscheinung im Zusammenhang mit Schnupfen: die Nase mit milden ätherischen Ölen (statt mit chemischen Nasentropfen) frei machen; bei verstopfter Nase – erstes Mittel	**Sticta pulmonaria**
Bei „typischen Mädchen“	**Pulsatilla**
Bei Jungen	**Nux vomica**
Ohrenbeschwerden mit leichten Schmerzen bei beginnender Verkühlung, Frösteln und Schnupfen, ähnlich wie bei Influenzinum (siehe Seite 186)	**ABC C200**

Ohrenkerzen – Segen oder Fluch? Die Verwendung von Ohrenkerzen ist eine alte, von den Indianern übernommene Methode und soll Wunder wirken – so versichern Werbeprospekte. Oft aber muss sich der HNO-Arzt über ein mit Ruß verklebtes Ohr wundern. Die Problematik der Ohrenkerzen liegt in ihrer Anwendung. Es ist nicht ganz einfach, das Ohr beim Abbrennen der Kerze sauber zu halten. Am besten lässt man es sich von einem Arzt zeigen, der damit Erfahrung hat.

Weitere lokale Maßnahmen gegen Ohrenschmerzen

- Altbewährt ist das Zwiebelsäckchen. Zwiebeln werden klein geschnitten, in ein Taschentuch eingeschlagen und dieses auf das Ohr oder in seine Nähe gelegt. Die ätherischen Öle der Zwiebel lindern die Beschwerden.
- Eine Alternative ist das Einreiben der unten gezeigten Akupunkturpunkte um das Ohr sowie des Punktes G 20 hinter dem Ohr (siehe Zeichnung).

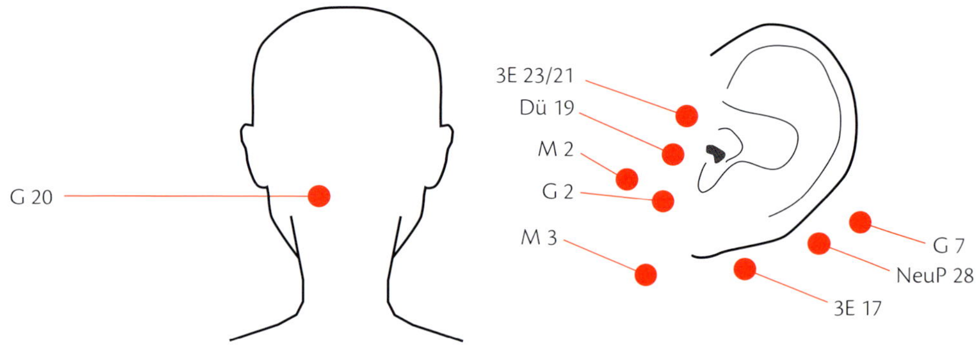

Zum Einreiben dieser Punkte milde ätherische Öle verwenden (Pfefferminz- und Thymianöl wirken kühlend und schmerzlindernd).

Andere Ohrenbeschwerden

Wenn Kinder nach einem überstandenen Schnupfen unleidlich und appetitlos sind, muss man an eine chronische Ohrenentzündung denken! Diese verursacht kaum Schmerzen, aber das soeben geschilderte typische psychische Bild – in diesem Fall den HNO-Arzt aufsuchen!

Verstopfungsgefühl im Ohr Dieses rührt entweder von Ohrenschmalz her (Ohrenschmalz muss vom Arzt entfernt werden – jeder Selbstversuch ist zu unterlassen!) oder von Flüssigkeit hinter dem Trommelfell infolge einer verstopften Nase.

Homöopathische Behandlung

Erstes Mittel bei Verstopfungsgefühl	**Apis**

Ohrenprobleme bei Flugreisen Infolge der Druckänderungen beim Starten und Landen kann es im Ohr zu Schmerzen oder unangenehmen Empfindungen kommen. Mit älteren Kindern können Sie den Druckausgleich üben: Nase zuhalten und durch dieselbe vorsichtig Luft ausblasen; dann sollte es in den Ohren knacksen. Ist diese Maßnahme nicht durchführbar oder nicht wirksam, müssen Sie den HNO-Arzt aufsuchen.

Homöopathische Behandlung

Als erste Hilfe:

- Bei Schmerzen **Spigelia**
- Bei Verstopfungsgefühl **Apis**

Absonderungen aus dem Ohr Meist handelt es sich dabei um Ohrenschmalz, das verschiedene Farben haben kann, von hellgelb bis schwarz. Normalerweise reinigt sich der Gehörgang selbst und produziert nur so viel Ohrenschmalz, dass es nicht herausrinnt. Ein Zuviel ist immer Zeichen einer gestörten Schleimhaut. Hier kann eine konstitutionelle Behandlung helfen. Das Entfernen des Ohrenschmalzes mit einem Wattestäbchen führt bei dem engen kindlichen Gehörgang meist dazu, dass dieser komplett verstopft wird – bald bemerkt man, dass das Kind nicht mehr gut hört. Dann ist für eine Ohrenspülung der Besuch beim Arzt angesagt!

Schwellungen des äußeren Ohres Ist das äußere Ohr geschwollen, dabei noch gerötet und druckempfindlich, ist sofortiges Einschreiten erforderlich.

Homöopathische Akutbehandlung

Bei Insektenstich oder minimaler Verletzung – erstes Mittel **Ledum**
Ansonsten zunächst eine Dosis **Myristica**
Anschließend 5 Globuli Belladonna in ⅛ Liter Wasser auflösen und halbstündlich einen Schluck geben bis zur Besserung, die innerhalb einiger Stunden eintreten muss. Ansonsten unbedingt den Arzt aufsuchen!

Achtung: Entzündliche Schwellungen im oberen Gesicht oder am äußeren Ohr können lebensbedrohliche Ausmaße annehmen, da dort der Lymphabfluss nicht ausreichend entgiftet.

Mund und Lippen

Verletzung der Lippen Vitamin C zuführen und Süßigkeiten nach Möglichkeit vermeiden, ebenso den Genuss süßer Säfte (siehe auch Kapitel 14, Seite 195).

Homöopathische Unterstützung

- Bei trockenen Ausschlägen, Röte und Wundheit der Lippen sowie bei faulen Mundecken, bei Kindern, die Speisen gern in wahlloser Reihenfolge essen und naschen, bei weiß belegter Zunge — **Antimonium crudum C 12**
- Bei verfrorenen, schmächtigen Kindern, die über ein schwaches Bindegewebe verfügen — **Silicea C 12**
- Bei Mädchen, die zu Infekten neigen, an sich dynamisch und robust sind und gerne reden — **Lachesis C 12**

Dosierung: 2 × täglich 5 Globuli, maximal 3 Tage lang; bei Besserung sofort absetzen.

Schmutzflechte und faule Mundecken Desinfizieren der betroffenen Stellen mit einer milden, jodfreien Desinfektionslösung und Vitamin C zuführen.

Innerer Mund Bei Aphten oder kreisförmigen Schleimhautdefekten, die Beschwerden machen, sehr saure, süße und pikante Speisen vermeiden. Saure, Vitamin-C-hältige Getränke stark verdünnen. Der oft empfohlene Salbeitee ist für Kinder nicht attraktiv. Es empfiehlt sich das Ausspülen des Mundes mit Wildorangentee unter Zusatz von Stevia (siehe Seite 89).

Homöopathische Unterstützung

- Bei Wundheitsgefühl oder Schmerzen sowie Verschlimmerung abends oder nachts — **Mercurius solubilis**
- Leichtere, wenig störende Erscheinungen, manchmal kombiniert mit einer Erkältung — **Eupatorium purpureum**
- Bei einer Kombination mit Beschwerden am äußeren Mund oder an den Lippen, mit weiß belegter Zunge — **Antimonium crudum**

Dosierung: 2 × täglich 5 Globuli, maximal 3 Tage lang; bei Besserung sofort absetzen.

Hals

Innerer Hals

Halsschmerzen bei Kindern werden durch verschiedene Viren hervorgerufen, die durch Tröpfchen übertragen werden. Deshalb ist Selbstschutz wichtig, wenn man in die Nähe erkrankter Personen kommt! Folgende homöopathische Arzneien eignen sich bei Halsschmerzen als Erstmittel:

Die sofortige Einnahme der passenden Globuli verhindert meist die Ausweitung der Halsschmerzen zu einer Allgemeinkrankheit!

Homöopathische Behandlung

Bei Halsschmerzen durch Kälteeinwirkung:

- Kalter Wind oder Unterkühlung als Ursache, zusätzlich treten inneres Frieren und Unruhe auf **Aconitum**
- Feuchte Kälte oder Durchnässung als Ursache, mit Gliederschmerzen **Dulcamara**
- Schüttelfrost als Hauptsymptom, dabei Kopfweh und Gliederschmerzen, unruhiges und ängstliches Verhalten **Pyrogenium**
- Halsweh infolge von Kälte mit trockenen Schleimhäuten, drückenden Schmerzen, eventuell auch mit Heiserkeit. Durst mit Verlangen nach kühlen Getränken, das Kind will seine Ruhe haben und reagiert auf Zuwendung abweisend **Bryonia**

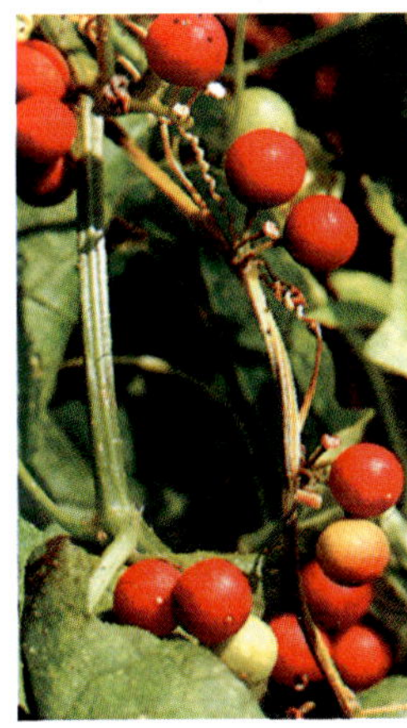

Bryonia

Bei Halsschmerzen ohne Ursache:

- Rauer Hals – einfaches, mildes Halsweh mit oder ohne Schnupfen, wenig allgemeine Beeinträchtigung, eventuell leichte Gliederschmerzen **Eupatorium purp.**
- Akuter Beginn mit Brennen und Röte im Hals, Schlucken schmerzhaft, oft zu Beginn eines fieberhaften Infektes **Belladonna**
- Beginn ähnlich wie bei Belladonna, aber Rachen eher dunkelrot gefärbt, meist mit Schwellung der Drüsen seitlich am Hals und innen, durch kühle Getränke wird eine Verbesserung erzielt **Phytolacca**
- Zustandsbild ähnlich wie bei Phytolacca, aber nächtliche Verschlechterung mit rauem Hals, Schwitzen und allgemeiner Schwäche **Mercurius**

Wenn Mercurius angezeigt ist und hilft, sollte man einen Arzt beiziehen! Es könnte sich um eine eitrige Mandelentzündung handeln, die ärztliche Kontrolle erfordert.

Bei brennendem Halsschmerz:

- Mit Röte **Belladonna**
- Brennender oder stechender Schmerz, der Hals ist

nicht rot, sondern eher glasig mit wachsartiger Schleimhaut, das Kind verweigert Getränke und ist eher blass **Apis**
- Heftiges Brennen mit zugeschnürtem Hals und Durst **Cantharis**

Bei einseitigen Halsschmerzen:
- Beginn links **Lachesis**
- Beginn rechts **Apis, Lycopodium**

Nach der Gabe des Mittels sollten zuerst die Schmerzen besser werden, sonst ist die Arznei nicht richtig.

Halswickel Siehe Kapitel 5, Seite 61.

Äußerer Hals

Hautausschlag mit Röte und Jucken Derartige Hautausschläge – rote Flecken oder flächige Areale – treten meist als Allergie auf Kleidungsstücke auf, oder im Rahmen einer Neurodermitis. Man pflegt sie am besten mit milden, fetthaltigen Salben, die Johanniskrautöl enthalten.

Homöopathische Behandlung

- Bei Jucken und fleckiger Röte **Bellis perennis C 200**
  Dosierung: an 2 Tagen hintereinander je 5 Globuli
- Bei zusätzlichem Hitzegefühl **Belladonna C 12**
  Dosierung: maximal 2 × täglich 3 Tage lang

Warzen am äußeren Hals Diese zeigen, ebenso wie Warzen an anderen Körperstellen, eine Veränderung der Konstitution oder einen Entwicklungsschritt. Bis zu einer homöopathischen Konstitutionstherapie können überbrückend folgende Mittel versucht werden:

Homöopathische Akutbehandlung

Warzen bei verfrorenen, eher verschlossenen und ruhigen Kindern, die auch oft an anderen Körperstellen zu Hautproblemen neigen **Thuja C 30**
Dosierung: 1 × täglich 5 Globuli, maximal 7 Tage hintereinander

Siehe auch Kapitel 11, Seite 168.

Brust und Atemwege

Atemnotfälle

Atemnot mit Erstickungsgefahr

Erstickungsgefahr bei Kleinkindern ist durch Fremdkörper in den Atemwegen gegeben (Gefahr des Bolus-Todes). Gern nehmen Kleinkinder Fremdkörper in den Mund – falls diese in die Luftröhre geraten, besteht die Gefahr des Erstickens.

Erstmaßnahme: Das Kind an den Füßen nehmen und auf den Kopf stellen, also nach unten hängen lassen. In den Mund greifen und den Fremdkörper, wenn er erreichbar ist, herausnehmen. Durch Klopfen auf den Rücken Vibrationen auslösen.

Bei größeren Kindern den „Heimlich-Handgriff" anwenden: Das Kind von hinten mit den Armen umfassen, leicht vorbeugen, eine Hand zur Faust ballen. Diese Faust unterhalb des Brustbeins in die Magengrube drücken. Mithilfe der anderen Hand die Faust ruckartig nach oben bewegen, wodurch der Fremdkörper aus der Luftröhre hinausbefördert werden soll. Öfters wiederholen, bis sich der Erfolg einstellt.

Andere Atemnotfälle

Atemnotfälle immer nach den Regeln der ersten Hilfe versorgen: das ABC-Schema anwenden (**A**temwege freimachen, **b**eatmen, **C**irculation herstellen, d. h. Mund-zu-Mund-Beatmung und äußerliche Herzmassage durchführen).

Bei Atemnot infolge von Behinderung der Atmung durch Schleim, Wasser oder Fremdkörper (Ertrinken, Giftgaseinwirkung etc.):

Homöopathische Behandlung

- Bei Hustenreiz mit Atemnot, Rasseln in der Lunge, großer Schwäche mit Übelkeit und Kreislaufversagen **Antimonium tartar.**
- Bei Atemnot mit Husten infolge einer Allergie oder durch unbekannte Ursachen: pfeifendes, erschwertes Atmen mit ziehenden Geräuschen, Unruhe und Angst **Chloralum**
- Zustandsbild ähnlich wie oben, mit Schleim und der Unfähigkeit, diesen abzuhusten,

Heiserkeit und Verlangen nach Frischluft **Ammonium muriat.**

Bei Atemnot durch Aufregung, bei hysterischen Verhaltensweisen mit großer Reizbarkeit, Unruhe und Abstrampeln der Kleider **Chamomilla**

Husten

Husten ist das häufigste Symptom im Bereich der Atemwege; er beginnt praktisch immer trocken. Gemäß der chinesischen Organuhr liegt die typische Verschlechterungszeit in den Morgenstunden. Das mit der Lunge verbundene Organ ist der Darm. Deshalb ist nach Durchfallerkrankungen oder Störungen im Verdauungstrakt immer Vorsicht angesagt! Einige Wochen nach einer Darminfektion muss mit Bronchitis gerechnet werden, deshalb ist Vorbeugung notwendig; siehe Kapitel 6 und 7.

Um die Lunge rechtzeitig zu stärken, können folgende Maßnahmen getroffen werden:

Behandlung mit Präparaten

Abwehrsteigernd wirken Mischungen von Ayurveda-Pflanzen wie der Astragalus-Wurzel, Bai Zhu (= Atrachtylodes-Wurzel) und Siler Root. Sie werden in flüssiger Form eingenommen und sind in Apotheken erhältlich. Diese Mischung wird als „Jade Screen" von alters her in der traditionellen chinesischen Medizin angewendet – den Namen Jade trägt die Mischung, weil sie ähnlich kostbar ist wie der Halbedelstein. Bai Zhu ist eine Pflanze, die im Fernen Osten wächst. Ihre Wurzeln werden gegen Verdauungsbeschwerden, zur Stärkung der Abwehr und gegen Verschleimung eingesetzt. Sie ist ebenfalls in der Apotheke erhältlich; die Dosierung ist je nach Präparat unterschiedlich und auf der Packung angegeben.

Tee:
Ein das Immunsystem stärkender Tee besteht zu gleichen Teilen aus Eukalyptus, Minze, Melisse, Süßholz, Malve, Verbene (Eisenkraut) und Kamille.

Inhalation:
Einige Tropfen Thymian-, Eukalyptus- und Minzöl in heißes Salzwasser geben und das Kind 20 Minuten inhalieren lassen. Öle vorsichtig dosieren, da die Dämpfe sonst brennen.

Zusätzliche abwehrsteigernde Maßnahmen siehe Kapitel 7.

Den akuten Beginn des Hustens kann man mit folgenden Mitteln abfangen:

Homöopathische Behandlung

Bei bekannten Ursachen:

- Nach Überanstrengung, vor allem mit Schwitzen nach Unterkühlung, kommt es abends zum Krankheitsausbruch. Das Kind ist unruhig und möchte sich bewegen, obwohl es müde ist. Eventuell kombiniert mit Brechreiz, Verbesserung durch Wärme **Rhus tox.**
- Als Folge von Kälte im Winter: Trockener Husten mit Kitzeln im Hals, der sich durch fast jede Maßnahme verschlechtert, lediglich Bettwärme und Getragenwerden verbessert die unleidliche Stimmung **Chamomilla**
- Husten durch eisigen Wind, oft am Beginn einer stark fieberhaften Erkrankung, auch am Anfang von Pseudokrupp mit rotem Gesicht, Angst und Unruhe **Aconitum**

Husten als Folge von Kränkung und Kummer:

- Hohler Krampfhusten, in den sich das Kind richtig hineinsteigert, oft mit paradoxen Begleiterscheinungen **Ignatia**

Einfacher, trockener Husten ohne spezielle Ursache:

- Kitzeln im Hals, anfangs nicht schmerzhaft, tief oder erschütternd. Das Kind ist abweisend und will höchstens etwas zu trinken, sonst aber seine Ruhe haben **Bryonia**
- Husten noch stärker als bei Bryonia, mit kratzendem und scharrendem Geräusch in den Atemwegen, tief, rau, bellend. Verbesserung durch frische Luft. Der Klang erinnert an Pseudokrupp, wogegen das Mittel ebenfalls eingesetzt wird **Spongia**
- Zustandsbild ähnlich wie bei Bryonia, aber mit Kopfschmerzen und morgendlichem Höhepunkt, eventuell mit Brechreiz und Übelkeit. Rauer Hals und mürrische Stimmung **Nux vomica**
- Zustandsbild ähnlich wie bei Nux vomica; bei schmächtigen Jungen, Husten tagsüber und auch im Schlaf **Lycopodium**
- Bellender Husten mit Kopfhitze, der sich in der Nacht verschlechtert, oft am Beginn einer fieberhaften Erkrankung **Belladonna**
- Krampfartiger Husten mit Erstickungsgefühl, Brechreiz und Würgen. Das Kind ist sehr anhänglich **Cuprum**

Wichtig ist eine absolut nikotinfreie Umgebung. Auch abgestandener Rauch reizt die Bronchien!

Mittel nach Auslösern und Begleitumständen:

- Kalte Luft als Auslöser — **Aconitum, Spongia, Phosphor, Hepar sulf.**
- Verschlechterung im Freien — **Ipecacuanha, Nux vomica, Arsen, Bryonia, Lycopodium, Spigelia, Rhus tox.**
- Verschlechterung im warmen Zimmer — **Bryonia, Pulsatilla, Spigelia, Spongia**

Kruppartiger trockener Husten, Pseudokrupp

Diese Art von Husten tritt meistens überraschend in der Nacht auf und ist durchaus bedrohlich. Ursache sind meist Virusinfektionen, eine Häufung tritt bei hohen Schadstoffkonzentrationen in der Luft auf. Durch eine Schwellung der Kehlkopfschleimhaut kommt es zu erstickenden, bellenden Hustenanfällen mit Heiserkeit.
Am häufigsten tritt dieses Krankheitsbild zwischen dem dritten Lebensmonat und dem dritten Lebensjahr auf.

Beim Auftreten dieser Symptome sofort die Rettung rufen!

Sofortmaßnahmen

- Selbst ruhig bleiben, da das Kind sonst noch unruhiger wird
- Im Bad heißes Wasser aufdrehen, Tücher anfeuchten und das Kind der feuchten Luft aussetzen. Wasser zu trinken anbieten

Homöopathische Sofortmaßnahmen:

- Erstes Mittel — **Aconitum**
- Anschließend — **Spongia**

Weitere Akutmaßnahmen:

- In einen Eimer mit dampfendem Wasser einige Tropfen Eukalyptusöl sowie einen Esslöffel Salz geben, einatmen lassen.
- Bis zum Eintreffen der Rettung das Kind sitzend lagern, den Rücken zwischen den Schulterblättern zart massieren und beruhigen.

Schmerzhafter Husten

Homöopathische Behandlung

- Trockener, schmerzhafter Husten, Schmerzen in der Brust, das Kind hält sich beim Atmen die Brust **Bryonia**
- Ähnlich wie bei Bryonia; rauer, tiefer Husten, wobei das Kind nicht aufhören kann zu husten; Verbesserung durch Trinken **Spongia**

Schleimiger Husten

Schleimiger Husten, mehr oder weniger schmerzhaft, findet sich selten von Anfang an. Allgemeine Unterstützung, um die Schleimbildung zu reduzieren, bieten folgende Maßnahmen:

- Vermeiden von Milch und Milcheiweiß
- Basische Mahlzeiten anbieten – Gemüse und Gemüsesuppe
- Eibischwurzeltee mit Eukalyptus und Minze, gesüßt mit Süßholzwurzel, zubereiten

Homöopathische Behandlung

- Rasseln, Schleim in den Bronchien, der hörbar ist beim Atmen und Husten und oft nicht abgehustet werden kann. Manchmal mit Brechreiz und Fieber **Ipecacuanha**
- Schleim auch in der Nase, die meist verstopft ist. Verlangen nach frischer Luft und wenig Durst, eher bei Mädchen **Pulsatilla**
- Fortgeschrittenere Stadien mit Verschlechterung in der Nacht, Brechwürgen und Schwäche, Augenringen und Schweiß **Antimonium tartar.**

Achtung!
Bei Nichtansprechen des Mittels darf nicht zugewartet werden – **sofort zum Arzt!**

Husten nach Schnupfen

Homöopathische Behandlung

- Wenn das Sekret gelb und der Husten hart und krampfartig wird, bei Verschlechterung durch Kälte oder kalte Getränke **Hepar sulfuris**
- Bei verstopfter Nase und absteigenden Krankheitserscheinungen (d. h. Entwicklung der Symptome von der Nase über den Hals zur Brust) mit Schleim; rauer Husten **Sticta pulmonaria**
- Trotz Schleim Husten ohne Auswurf, besonders vor Mitternacht und auch morgens, wenn das Kind länger schläft. Mehr bei Mädchen als bei Jungen, oft im Zusammenhang mit Eifersucht und Kränkung **Lachesis**

Begleitmaßnahmen bei Husten

Brustwickel: Zunächst ein großes, trockenes Badetuch auf das Bett legen, darüber ein in kaltes Wasser getauchtes Handtuch geben. Dieses um die Brust des Kindes wickeln, dann zudecken und etwa eine halbe Stunde ruhig liegen lassen.
Wegen der Kreislaufbelastung den Wickel nicht zu lange belassen!
Essigwickel (Wadenwickel) bei Fieber: Siehe Kapitel 4, Seite 50.
Akupressur: Geeignet sind die Punkte Di 4, M 36 und MP 6 – siehe Skizze

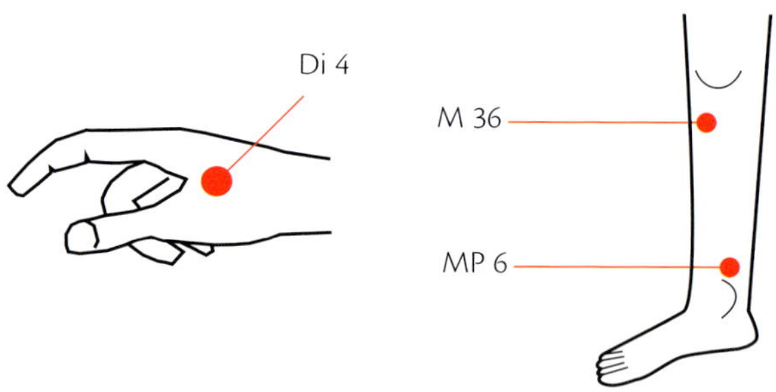

Einreibung: Am Rücken zwischen den Schulterblättern kann eine Einreibung mit milden ätherischen Ölen vorgenommen werden (siehe Kapitel 9, Seite 96–97).
Klopfmassage: Um das Abhusten von Schleim zu fördern, ist eine Klopfmassage wohltuend und hilfreich. Sie sollte in verschiedenen Positionen durchgeführt werden, wobei immer von außen zur Brustmitte geklopft wird. Dies wird am angenehmsten empfunden in erhöhter Liegeposition oder halb sitzend. Mit den Fingern leicht rhythmisch klopfen, nach etwa zwei Minuten eine kleine Pause machen. Sinnvoll ist insgesamt eine Dauer von etwa 10 Minuten 2 × bis 3 × pro Tag.

Husten mit Fieber

Homöopathische Behandlung

- Der Husten wird von Atemnot und quietschenden Geräuschen beim Ausatmen begleitet, asthmaähnliche Erscheinungen; Verbesserung beim Sitzen, erhebliche Schwäche **Ammonium muriat.**
- Ähnliches Zustandsbild, aber mehr Schleim, der nicht abgehustet werden kann; Verschlechterung in der Nacht mit Schweiß und Kältegefühl **Antimonium tartar.**

Diese Mittel dienen nur zur Überbrückung bis zum Arztbesuch, der bei Atemnot immer erforderlich ist!

Allergie und allergischer Husten

Eine akute Allergie entsteht selten ohne irgendeine Vorgeschichte mit Störungen des Immunsystems. Allergieauslösende Stoffe, so genannte Allergene, finden sich fast überall: in Nahrungsmitteln sowie in den Stoffen, die wir einatmen oder mit denen wir Kontakt haben. Dabei spielen sogar die tausenden von Chemikalien, mit denen wir in unserem Leben in Berührung kommen, eine große Rolle.
Kindliche Allergien zeigen sich auf der Haut als Neurodermitis und als Nesselsucht sowie in den Atemwegen als Heuschnupfen oder Asthma. Entscheidend ist, dass nicht die Menge des Allergens für die Beschwerden ausschlaggebend ist: „Kleine Ursache – immense Wirkung" heißt hier die Devise.
Zur Behandlung siehe auch den Abschnitt Heuschnupfen, Seite 85.

Falsch und gefährlich ist es, gewohnte chemische Präparate abzusetzen und durch homöopathische zu ersetzen! Es ist wichtig, die natürlichen Mittel geplant einzusetzen und erst nach einer Besserung die chemischen Medikamente zu reduzieren.

Asthma

Das ist wohl die am tiefsten sitzende allergische Störung, wobei das kein Zufall ist: Wir erinnern uns an die Treppe und die Hering'sche Regel. Ziel der Behandlung ist es, mithilfe chronischer Mittel die Akutanfälle zu mildern und zu reduzieren. Langsam können dann starke

Asthmamedikamente und Cortison reduziert und durch Homöopathika ersetzt werden.

Für die Reduktion der starken Medikation und ihren Ersatz durch Homöopathika brauchen Sie einen homöopathischen Arzt mit viel Erfahrung. Langfristig ist aber eine vollkommene Ausheilung der Krankheit möglich!

Schmerzen in der Brust

Was Sie bei Schmerzen in der Brust beobachten sollten:

- Sind die Schmerzen bewegungsabhängig?
- Treten sie eher in Ruhe oder eher in Bewegung auf?

Kindliche Brust- oder Herzschmerzen kommen nur selten von einer Erkrankung innerer Organe. Häufiger sind Rippen- oder Wirbelsäulenprobleme.

Vor allem bei Schulkindern muss man aufgrund des langen Sitzens an Rippenblockierungen denken. Die Methode der Wahl ist Chirotherapie. Vorbeugend zu empfehlen ist eine gute Rückenmassage mit Johanniskrautöl.

Homöopathische Akutbehandlung

- Bei Schmerzen an den Rippen oder am Brustkorb, wenn sich die Beschwerden durch jede Bewegung verschlechtern **Bryonia**
- Wenn Bewegung oder Lageveränderung die Schmerzen bessert **Rhus tox.**
- Bei Schmerzen im Brustkorb oder der Wirbelsäule nach schnellen Bewegungen oder nach dem Verreißen beim Sport zunächst eine Dosis **Ruta**

Anschließend eines der beiden anderen Mittel je nach Bewegungsmodalität.

Magen und Bauch

Drei-Monats-Koliken

Siehe Kapitel 3, Seite 40–41.

Schmerz

Schmerz ist der erste Alarm, wenn etwas klemmt. Die ersten Schmerzen, die wir bei Kindern beobachten, beruhen auf Verdauungsstörungen, sind also Bauchschmerzen. Was wir bei Blähungskoliken beobachten können, gilt auch für derartige Beschwerden bei älteren Kindern. Für die homöopathische Behandlung unterscheiden wir zwischen folgenden Bildern:

Um gesund zu werden, reagiert der Körper mit ganz einfachen Maßnahmen: Alarm schlagen, den Mistkübel entleeren oder Giftstoffe verbrennen.

Homöopathische Behandlung

Bei akutem Bauchschmerz mit Zusammenkrümmen:

- Das erste Mittel ist **Colocynthis**
- Bei anfallsweisen Schmerzen, wenn Druck und Wärme Erleichterung bringen **Magnesium phos.**

Bei Erbrechen und Bauchschmerzen:

- Diese Kombination tritt oft als Folge einer Unverträglichkeit von Speisen oder bei Lebensmittelvergiftung auf, gepaart mit mehr oder weniger Übelkeit. Erstes Mittel ist die Brechnuss **Nux vomica** Sie soll Erbrechen auslösen, was meist eine Besserung bringt.

Bei Erbrechen und Durchfall, mit oder ohne Bauchschmerzen:

- Brechdurchfall, der auf verdorbene Speisen zurückzuführen ist, mit Übelkeit, Frösteln oder Schüttelfrost, Unruhe und Durst. Dazu passt meist **Pyrogenium**
- Brechreiz und mehr oder weniger Durchfall, kein Durst; bei wehleidigen Kindern **Pulsatilla**
- Heftige, anfallartige Bauchschmerzen mit mehr oder weniger Durchfall und dem Bedürfnis, sich zusammenzukrümmen **Colocynthis**
- Starke Übelkeit und Unruhe, Angst, Frösteln, gleichzeitig Erbrechen und Durchfall, spitalsreifer Zustand, eventuell bei massiver Lebensmittelvergiftung – bis zum Eintreffen des Arztes oder der Rettung **Arsenicum album**

Bei jeder Art von Bauchschmerz den Harn beobachten!

Zur Entgiftung nach der akuten Phase sollte man etwas geben, das hilft, die Giftstoffe im Darm auszuscheiden. Besser als Kohletabletten haben sich Presslinge von Chlorella bewährt, die auch zerdrückt in Gemüse oder Nudeln verabreicht werden können. Man gebe 3–5 Presslinge pro Tag mit Flüssigkeit. Als passender Tee bieten sich Wildorangenblüten, gemischt mit Kamille, an, da bittere Tees wie Käsepappel oder Tausendguldenkraut Kindern nicht einzuflößen sind. Außerdem sind Heublumenwickel hilfreich – siehe Seite 30.

Magenschmerzen – Oberbauch

Schmerzen in der Mitte des Oberbauches rühren meistens von einem „beleidigten" Magen her. Dieser ist auch mit unseren Emotionen eng verknüpft – es liegt uns etwas im Magen.

Homöopathische Behandlung

- Bei Kränkung und Kummer, die sich auf den Magen schlagen — **Ignatia**
- Bei chronisch schlecht gelaunten Kindern empfiehlt sich — **Chamomilla**

Typischerweise reagieren Ignatia-Patienten „hysterisch", also mit paradoxen Verhaltensweisen. Ist ihnen zum Beispiel übel, wollen sie trotzdem etwas essen. Sie sind auch durch nichts zufrieden zu stellen. Ähnlich, aber nicht paradox, sondern ständig mürrisch und unzufrieden sind Chamomilla-Patienten.

Homöopathische Behandlung

Ist die Ursache des schmerzenden Magens eine verdorbene Speise, bieten sich als erste Mittel an:

- Bei Jungen — **Nux vomica**
- Bei Mädchen — **Pulsatilla**
- Akute Schmerzen, die den Drei-Monats-Koliken ähneln, verlangen die dort beschriebenen Mittel — **Colocynthis**, **Magnesium phos.**

Tipp
Nach der akuten Phase hat sich bei leichten Beschwerden im Bauch Okoubaka zur Ausheilung bewährt.

Ähnliche Symptome wie die oben beschriebenen erzeugen so genannte Nabelkoliken, die auch mit den beiden Mitteln Colocynthis und Magnesium phos. gemildert werden können. Die Unterscheidung zur akuten Blinddarmreizung ist nicht immer einfach, da diese ähnliche Symptome hervorrufen kann.

Da Kinder Bauchbeschwerden nicht sicher lokalisieren können, muss immer an eine Blinddarmreizung gedacht werden.

Zum Arzt sollten Sie immer dann gehen, wenn sich akute Symptome durch das Mittel nicht innerhalb einer angemessenen Zeit bessern.

Homöopathische Behandlung

- Erstes Mittel, bei großer Unruhe — **Colocynthis**
- Das Kind krümmt sich zusammen, hält sich den Bauch, anfallsweise Schmerzen — **Magnesium phos.**

Begleitmaßnahmen:
Hara-Massage (siehe Seite 97–98), Heublumenwickel (siehe Seite 30), Klistier (siehe Seite 49), Akupressur von M 36 und MP 6 (siehe Seite 138).

Akutes Erbrechen

Erbrechen in den ersten Lebenswochen

Es gelten dieselben Mittel wie bei älteren Säuglingen, jedoch muss auch auf zu starken Flüssigkeitsverlust und Austrocknung geachtet werden.

Erbrechen bei älteren Säuglingen und Kleinkindern

Dies hat oft emotionale Auslöser und wird daher auch als „nervöses Erbrechen" bezeichnet. Kinder verlangen gleich nach dem Erbrechen gerne etwas zu trinken oder zu essen. Hier höchstens einen Löffel geben und zuwarten, bis sich der Brechreiz mithilfe der Globuli beruhigt hat.

Homöopathische Behandlung

- Als erstes Mittel empfiehlt sich **Phosphor C 12**
- Übelkeit und Erbrechen, das Kind ist sehr reizbar, will getragen oder liebkost werden, weiß aber nicht so recht, was es will. Der Zustand erinnert an das Zahnungsfieber, das auch durch die bewährte Kamille gebessert wird **Chamomilla**
- Zustandsbild ähnlich wie bei Chamomilla, aber Verschlechterung durch alle äußeren Eindrücke wie Licht, Lärm und Gerüche. Dies sind Kinder, die, wenn sie gesund sind, gern „action" wollen. Tritt nach Ärger oder übermäßigem Essen und auf Reisen auf **Nux vomica**
- Erbrechen bei sensiblen, eher ängstlichen Kindern. Brennen im Magen, sofortiges Erbrechen nach einem Schluck oder Bissen. Das Kind ist blass und schwach, will Trost und die Mutter bei sich haben **Phosphor**
- Zustandsbild ähnlich wie bei Phosphor, aber mit krampfartigem, heftigen Erbrechen, begleitet von Würgen und Aufstoßen. Das Kind ist ebenfalls sehr anhänglich **Cuprum**
- Akute Kreislaufschwäche und kalter Stirnschweiß durch Erbrechen; bei Lebensmittelvergiftung oder nach emotionalen Auslösern. Das Kind kann sich nicht aufsetzen, fröstelt, will aber kühle Getränke, die gleich wieder nach oben kommen **Veratrum album**
- Als Folge von Reisen, Schlafdefizit, Zeitumstellung und Aufregungen. Außer Bauchbeschwerden allgemeine Schwäche und Schwindel, das Kind ist wie abwesend **Cocculus**
- Erbrechen durch übermäßiges Essen oder Genuss verschiedener Speisen in wahlloser Reihenfolge. Die Zunge ist weiß belegt, die Stimmung missmutig **Antimonium crudum**

Ernährungsstörungen, unklare Bauchbeschwerden

Leichte Bauchschmerzen, Unwohlsein und Unregelmäßigkeiten beim Stuhlgang zählen zu häufigen kindlichen Alltagsbeschwerden. Ursache sind meist unverträgliches Essen, Umstellung der Ernährung oder ungewohnte Kost im Urlaub. Unabhängig von der Diagnose sollte man bei den ersten Anzeichen die richtigen Kügelchen geben. Hilfreich sind hier folgende Mittel:

Homöopathische Behandlung

- Bei leichten Beschwerden, eventuell erhöhter Temperatur und leichter Übelkeit ohne ersichtliche Ursache **Okoubaka**
- Zustandsbild ähnlich wie bei Okoubaka, aber mit mehr Durchfall, Rumoren im Bauch und dabei kaum Schmerzen **Magnesium sulf.**
- Nach übermäßigem Essen, zu viel Obst oder Eis, bei eher mageren, nervösen, reizbaren Jungen, die gern zu viel essen **Nux vomica**
- Beschwerden ähnlich wie bei Nux vomica, aber bei schüchternen Mädchen, die gern Eis und Bäckerei essen und kaum Durst haben **Pulsatilla**
- Stinkender Durchfall nach Essen in wahlloser Reihenfolge oder nach dem Genuss pikanter Speisen; mit wundem After und übel riechenden Winden, bei hitzigen und leicht zornigen Kindern **Sulfur**

Begleitmaßnahmen:
Hara-Massage, Akupressur der Punkte M 36, MP 6 und Di 4 (siehe Seite 138), kühler oder lauwarmer Rooibostee (Rotbuschtee; siehe Kapitel 8, Seite 93) oder Mischungen (z. B. Minze, Kamille, Süßholzwurzel und Wildorange zu gleichen Teilen).

Gerade auf Reisen ist es wichtig, die angeführten Akutmittel mitzuführen.

Akuter Durchfall

Dieser entsteht meist durch Ernährungsfehler. Dementsprechend ist auch die Behandlung: Diät und Ersatz der verlorenen Flüssigkeit.
Die beste Heilnahrung ist immer noch Möhrensuppe, der eine gute Prise Chlorella zugesetzt werden kann. Auch Pflanzenextrakte der Ayurvedamedizin können anstelle von Tierkohle gegeben werden. Sie sind meist in Kapseln erhältlich – öffnen Sie diese und rühren Sie den Inhalt in den Brei oder das Gemüse ein.

Gerade auf Reisen ist es wichtig, die angeführten Akutmittel dabei zu haben.

Durchfall bei Säuglingen

Es gelten grundsätzlich dieselben Mittelempfehlungen wie bei älteren Kindern.

Achtung: Je jünger das Kind ist, umso mehr muss der Flüssigkeitsverlust ausgeglichen werden. Im ersten Lebensjahr ist die Gefahr der Austrocknung hoch.

Durchfall bei Kindern ab dem ersten Lebensjahr

Vermeiden Sie es, zu schnell Speisen zu füttern, die einen Rückfall auslösen können (kein Obst oder Milchprodukte; mit Möhrensuppe beginnen).

Homöopathische Behandlung

Bei schmerzlosem Durchfall:

- Durchfall meist ohne ersichtliche Ursache, Gurgeln und Rumoren im Bauch mit nachfolgender Entleerung, oft alles auf einmal. Zu Beginn der Erkrankung wenig allgemeine Beeinträchtigung, das Kind ist fidel bis auf die anfallsweise auftretenden Durchfälle **Magnesium sulf.**
- Zustandsbild ähnlich wie bei Magnesium sulf., meist im Sommer nach dem Genuss von Obst oder infolge von Wassertrinken nach Obst (einige Stunden nach dem Genuss von Obst soll kein Wasser getrunken werden!) **Ferrum phos.**
- Zustandsbild ähnlich wie bei Ferrum phos., aber mit mehr Schwäche und Ringen unter den Augen **Acidum phos.**
- Heftiger, plötzlicher Durchfall mit schwallartigen Entleerungen. Der Stuhl ist wässrig, die Nahrung unverdaut, die Entleerung ist kaum schmerzhaft bis auf ein Wundheitsgefühl am Po **Podophyllum**
- Bei leichten Beschwerden, eventuell erhöhter Temperatur und leichter Übelkeit ohne ersichtliche Ursache **Okoubaka**

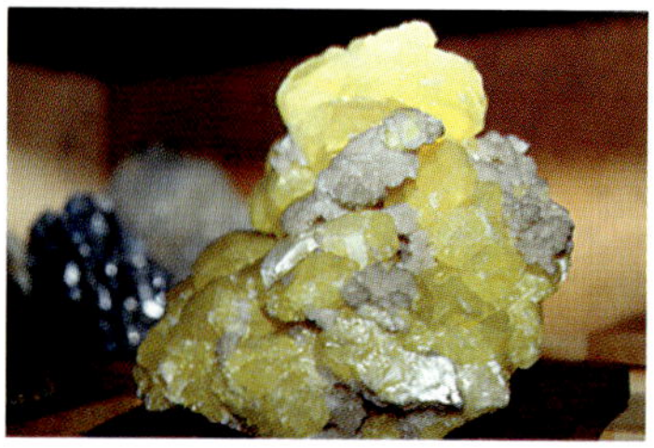

- Stinkender Durchfall nach Essen in wahlloser Reihenfolge oder nach dem Genuss pikanter Speisen; mit wundem After und übel riechenden Winden, bei hitzigen und leicht zornigen Kindern **Sulfur**

Bei schmerzhaftem Durchfall:

- Anfallsweises Schneiden im Bauch, das Kind krümmt sich zusammen und ist unruhig **Colocynthis**

- Zustandsbild ähnlich wie bei Colocynthis, das Kind drückt sich auf den Bauch, viele Winde; Besserung durch Wärme und Massieren **Magnesium phos.**

Akute Verstopfung

Akute Verstopfung kann durch eine Reihe von Faktoren ausgelöst werden: Ernährungsumstellung, zu viel Süßes, zu wenig Flüssigkeit, psychische Faktoren oder eine Änderung des Lebensrhythmus'. Anzustreben ist eine regelmäßige Stuhlentleerung, möglichst täglich oder alle zwei Tage morgens.

Zusätzlich zu den angeführten Mitteln ist ein Einlauf die erste hilfreiche Maßnahme.

Homöopathische Behandlung

Bei verkrampftem Darm:

- Der Darm ist verkrampft, erfolgloser Stuhldrang, das Kind ist nervös und reizbar, überempfindlich gegen alle Eindrücke und verträgt keine enge Kleidung um den Bauch; auch bei einer Umstellung auf Reisen **Nux vomica**
- Ähnlich wie oben, aber mit Krämpfen vor und während dem Stuhlgang; möchte getragen werden, man kann dem Kind jedoch nichts recht machen **Chamomilla**
- Zustandsbild ähnlich wie bei den beiden vorhergehenden Mitteln, aber bei eher hitzigen Kindern mit stinkenden Ausscheidungen und viel Schweiß. Der Po ist rot und juckend, eingeklemmte Blähungen **Sulfur**
- Stuhl dick, trocken, hart und dunkel mit Blähungen und Völlegefühl; Verschlechterung durch Pressen. Die Kinder reagieren im Krankheitsfall sehr reizbar und wollen ihre Ruhe. Eventuell mit Kopfschmerzen und Magenproblemen gekoppelt **Bryonia**
- Nach einer Kränkung, Eifersucht (Geburt eines Geschwisters!) oder Schreck mit hysterischem Verhalten; bei sensiblen Kindern **Ignatia**

Bei schlaffem Darm, wenig Stuhldrang:

- Das Kind fühlt sich trotz Verstopfung wohl, ist träge und insgesamt schlaff. Dies sind ruhige, leicht schwitzende und rundliche Kinder mit verzögerter Entwicklung **Calcium carbonicum**
- Verstopfung mit abwechselnd weichem Stuhl; bei freundlichen Kindern, die im Krankheitsfall unleidlich werden, auch bei Kindern mit Neigung

zu Hautproblemen, die ähnlich blass und dicklich sind wie bei Calcium carbonicum. Sie essen alles gern, ebenso wie sie häufig durcheinander essen; die Zunge ist weiß belegt **Antimonium crudum**

- Träger Darm bei stillen, verschlossenen Spätentwicklern, die bei Krankheiten zwar umsorgt werden wollen, aber trotzdem Trost oder Streicheleinheiten ablehnen. Sie haben Verlangen nach Salz oder pikanten Speisen und Verstopfung auch bei weichem Stuhl **Natrium muriaticum**
- Zustandsbild ähnlich wie bei Natrium muriaticum, aber bei eher frühreifen, selbstbewussten Kindern mit schwierigem Charakter. Aufgeblähter Bauch, alle Symptome verschlechtern sich am Nachmittag **Lycopodium**
- Totenstille im Bauch wie bei Darmverschluss, eventuell Kopfschmerzen oder Erbrechen; auch auf Reisen oder nach einem Schreck **Opium**
- Verstopfung als Folge einer Reise oder Umstellung **Nux vomica, Lycopodium, Opium**

Den Garten der Darmflora aufforsten Nach Durchfällen, bei chronischen Problemen wie Candida oder Störungen der Darmflora sind pflanzliche Präparate hilfreich. Ein bewährtes Präparat aus der Ayurveda-Medizin ist das so genannte Triphala:

Behandlung mit Pflanzenpräparaten

- Triphala ist eine traditionelle Kombination aus drei Pflanzen: Harada (Terminalia chebula), Amla (Emblica officinalis) und Behada (Terminalia belerica). Es ist in Pulver- oder Kapselform erhältlich.
  Dosierung: pro Lebensjahr 100 mg, ab dem 6. Lebensjahr auch das Doppelte
- Chlorella oder Spirulina: Dosierung wie Triphala. Bei beiden kann das Pulver oder der Kapselinhalt Speisen oder Getränken beigefügt werden.

Heilmoor:
Heilmoor als Trinkkur wird vom Hersteller erst bei älteren Kindern empfohlen. Durch den neutralen Geschmack kann es Speisen oder Getränken unbemerkt beigefügt werden. Dosierung: Bei Kleinkindern ½ EL täglich, ab dem 12. Lebensjahr 1 EL täglich.

Bakterienpräparate:
Diese am besten erst ein paar Wochen nach einem Akutereignis oder der fieberhaften Krankheit einsetzen, da sie sonst Reaktionen auslösen können.

Ernährungstipp

Allergien vorbeugen: Auch gekochte Äpfel können Allergien auslösen – sie zeigen sich zwar nicht als Sofortreaktion am Mund, aber in Form von Hautverschlechterungen.
Birkenpollen: sind kreuzreaktiv mit Apfel, Sellerie und Karotte.

Unterbauchbeschwerden bei Mädchen

Mädchen sollten durch ein Gespräch rechtzeitig auf die erste Mensis vorbereitet werden. Körperlich unterstützend wirken eine geregelte Verdauung und ausreichend Sport.

Homöopathische Behandlung

- Bei verzögerter Mensis oder Unterbauchbeschwerden ohne Einsetzen der Blutung empfiehlt sich als erstes Mittel **Pulsatilla**

Beschwerden bei den ersten Regelblutungen

Homöopathische Behandlung

- Zunächst eine Gabe **Bellis perennis C 200**

Dann je nach Beschwerden:

- Regelkrämpfe und spärliche Blutung, meist verspätet. Bei schüchternen, weinerlichen und wehleidigen Mädchen **Pulsatilla C 12**
- Schmerzen, die vom Bauch auf die Oberschenkel ausstrahlen **Viburnum C 12**
- Heftige, schneidende Schmerzen während der Regel, die durch Wärme, Druck und Zusammenkrümmen besser werden **Magnesium phos. C 12**
- Wenn Wärme angenehm empfunden wird, empfehlen sich Heublumenwickel – siehe Kapitel 2, Seite 30.

Diese Mittel können als erste Hilfestellung Linderung bringen, bei anhaltenden Beschwerden sind ärztliche Kontrolle und eine Konstitutionstherapie erforderlich.

Ausfluss bei kleinen Mädchen

Dieser ist meist durch Bakterien oder Pilze bedingt.

Äußerliche Behandlung

Vor einer chemischen Salbenbehandlung ist Folgendes hilfreich: Pflege mit verdünnter Naturmolke (1 EL Molke auf ¼ l Wasser), Einführen von Scheidenzäpfchen mit natürlichen Bakterien (in Apotheken erhältlich).

Homöopathische Behandlung:
Weißer, dicker, eventuell juckender Ausfluss **Pulsatilla C 12**
2 × täglich 5 Globuli durch 3 Tage hindurch

Bei Nichtansprechen ist ärztliche Kontrolle erforderlich, da es auch andere Ursachen geben kann.

Blase und Niere

Akuter Blasenschmerz (Unterbauchschmerz)

Kinder können je nach Alter Schmerzen nicht immer lokalisieren; daher ist die Trennung zwischen Blasenschmerzen und Beschwerden im Darm oft schwierig. Wichtig ist bei jeder Art von Bauchschmerz eine Harnprobe, am besten vom ersten Morgenharn. Diesen bringen Sie auch dem Arzt zur Analyse mit.

Harnprobe – was Sie selbst tun können

Den Harn in einem sauberen Glas betrachten:

- Harn normal klar, Farbe normal, Geruch unaufdringlich – vordergründig normal
- Harn trüb und übel riechend – Hinweis auf eine Infektion
- Harn rot oder mit roten Tropfen – Hinweis auf eine Blutung

Die Tagesmenge des Harnes messen, ebenso die Trinkmenge!

Bei Blasenbeschwerden sollten Sie grundsätzlich Folgendes beachten:

- Trinken: nicht zu viel und nicht zu wenig. Beides ist schädlich, auch ein Zuviel – der Mensch ist ja schließlich keine Hydrokultur!
- Essen: sehr saure (auch gesunde Zitrusfrüchte oder Vitamin C), salzige, scharfe oder gewürzte Speisen vermeiden. Auf Pflanzen mit ätherischen Ölen verzichten, zum Beispiel Petersilie, Anis oder Pfeffer
- Wärme: Fußsohlen, Nierengegend und Blase warm halten oder mit Heublumenwickel oder heißen Fußbädern erwärmen – siehe Kapitel 2, Seite 30, und Kapitel 6, Seite 68
- Die Ausscheidung fördern: Fußsohlenpflaster verabreichen (siehe Seite 155)

Geeignete Tees: Milde Minze, Brombeerblätter und Eisenkraut zu gleichen Teilen, gesüßt mit Stevia. Dieser oder ein anderer milder Tee sind meist ausreichend, da der entscheidende Heilimpuls von den richtigen Globuli ausgeht.

Homöopathische Behandlung

Bei akutem Schmerz ohne ersichtliche Ursache:

- Schmerzen, oft anfallsweise wie bei einer Reizblase.
  Das Kind muss oft urinieren; dabei ist phasenweise

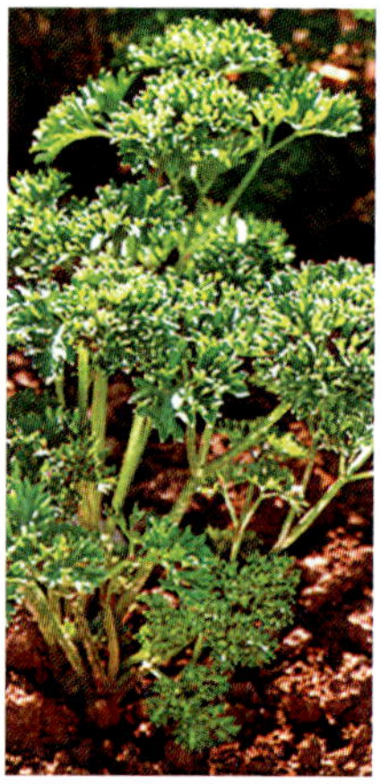

Petroselinum

Ruhe, dann tritt plötzlicher Harndrang auf mit mehr oder weniger starken Schmerzen in der Blase. Der Harn ist klar und unauffällig **Petroselinum**

- Zustandsbild ähnlich wie bei Petroselinum, aber stärkere, brennende Schmerzen, die sich zu ständigem Harndrang entwickeln. Harn anfangs unauffällig, später eventuell blutig **Cantharis**
- Zustandsbild wie bei Cantharis, aber wenig klarer Urin; zeitweise keine Beschwerden oder nur beim Wasserlassen. Kein Durst, manchmal aufgedunsene Haut im Gesicht oder um die Augen. Das hitzige, aktive Kind ist insgesamt blass und müde **Apis**

Bei Beschwerden infolge von Unterkühlung oder Durchnässung:

- Harndrang mit mehr oder weniger Schmerzen in der Blase, Harn klar oder auch übel riechend **Dulcamara**
- Zustandsbild ähnlich wie bei Dulcamara, aber eventuell unwillkürlicher Harnabgang oder Nachträufeln. Oft als Folge von Kränkung oder Kummer **Causticum**
- Zustandsbild ähnlich wie bei Causticum, aber eher bei sensiblen Mädchen. Sie sind normalerweise eher hitzig und haben wenig Durst, neigen aber zu kalten Füßen **Pulsatilla**
- Leichte Beschwerden infolge von Kälte oder nach dem Baden, eventuell mit Schnupfen und/oder Gliederschmerzen kombiniert. Das Kind hat das Gefühl, die Harnröhre sei verstopft; auch bei beginnender Grippe **Eupatorium purp.**

Sofortmaßnahmen bei jeder Unterkühlung

- Aufwärmen, vor allem die Füße (heißes Fußbad mit Fichten-, Wacholder- oder Lavendelöl), aber auch die Hände, wenn sie kalt sind
- Erwärmen der Blasen- und Nierengegend (Heublumenwickel, notfalls Wärmflasche; siehe Seite 30)
- Basische Getränke geben – Gemüsesaft (rote Bete, Möhren) im Sommer, im Winter nur warme Getränke. Basenpulver schmeckt so unattraktiv, dass Kinder es kaum akzeptieren

Blasenschwäche

Ist Ihr Kind anfällig für Blasen- oder Nierenprobleme, muss konstitutionell vorgesorgt werden. Dafür eignen sich außer warmer Kleidung milde Abhärtungsmaßnahmen, die im gesunden Zustand spielerisch praktiziert werden sollten (Kneipp). Achten Sie darauf, dass das Kind sich danach gut abtrocknet. Es sollte auch so viel Bewegung wie möglich machen; das betrifft vor allem „Stubenhocker".

Ernährung Stärkend für die Nierenenergie sind Gemüse wie Sellerie, Fenchel, Zucchini, Erbsen, Linsen und andere Hülsenfrüchte, außerdem Nüsse und Fisch.

Bei Blasenschwäche ist darauf zu achten, dass das Kind nicht barfuß läuft und warme Füße hat.

Geben Sie dem Kind außerdem wenig Salz und kein Mineralwasser, da dieses Salz und Kohlensäure enthält. Auch sehr saure Speisen und saure Getränke sind ungeeignet. Zitronen- und Orangensäfte sind in der kalten Jahreszeit kontraproduktiv; besser ist wärmender Tee.

Da Blase und Niere in unmittelbarer Nähe zum Darm liegen und von dort Bakterien in die Harnorgane einwandern können, ist auf eine leichte, nicht belastende Kost zu achten. Vollkorn- oder Vollwertspeisen, Kartoffeln und Obst können zu Gärung führen und schaden manchmal mehr, als sie nutzen. Versuchen Sie es einmal mit italienischer Kost!

Unterstützende Behandlung von Blasenschwäche

Geeignete Tees:
Melisse, Hopfen, Zitronelle und Brombeerblätter zu gleichen Teilen gemischt.
Akupressur:
An den Punkten KS 6, M 36, MP 6 – siehe Seite 51.

Bettnässen

Bettnässen hat meist psychische Hintergründe, hier ist eine Konstitutionstherapie erforderlich, eventuell kombiniert mit einer Psychotherapie.

Akute Harnwegsinfekte

Diese bieten ein ähnliches Bild wie im Abschnitt „Akuter Blasenschmerz" beschrieben, allerdings ist der Harn trüb, milchig und übel riechend.

Homöopathische Behandlung

Die Anfangsmittel können dieselben sein wie bei akuten Blasenschmerzen **Apis, Cantharis, Dulcamara, Petroselinum**

Akute Nierenerkrankung

Gerade akute Harnwegsinfekte eignen sich gut für eine homöopathische Behandlung. Die nach Antibiotikabehandlung häufig auftretenden Rückfälle sind hier wesentlich seltener.

Akute Nierenkrankheiten äußern sich unterschiedlich: mit oder ohne Fieber, mit Beschwerden beim Wasserlassen und mehr oder weniger Schmerzen in der Niere oder Blase. Die Ursachen können unterschiedlich sein, manchmal tritt die Krankheit im Gefolge von Infektionskrankheiten auf.
Ein häufiger Hinweis auf Nierenprobleme sind Schwellungen der Lider.

Schwellungen der Lider und/oder der Füße sollten als Alarm gewertet werden! Suchen Sie den Arzt auf!

Andere Symptome sind geringe Harnmenge, eventuell vermehrter Durst, Müdigkeit, Übelkeit oder Erbrechen und Bauchschmerzen. Noch vor der Diagnosestellung – den Harn für den Teststreifen nicht vergessen! – kann man mit Globuli die Beschwerden lindern.

Erste homöopathische Behandlung

- Deutliche Schwellungen nicht nur der Lider, sondern auch der Füße. Wenig Durst, Verlangen nach Kühle und Frischluft, Unruhe und Empfindlichkeit gegen Berührung **Apis**

- Schmerzen in der Nierengegend, die überallhin ausstrahlen. Das Kind ist verfroren und unleidlich, das saure Gemüt passt zum Sauerdorn **Berberis C 12**
- Bei großer Schwäche mit Verlangen nach Wärme, Durst auf kühle Getränke, Überempfindlichkeit vor allem gegen Gerüche, Ängste und Anhänglichkeit **Phosphor**

Eine ärztliche Konsultation ist bei derartigen Symptomen unerlässlich, mit Selbstmedikation darf nicht unnötig Zeit vertan werden.

Allerdings hat die Homöopathie in professioneller Qualität einiges zu bieten, bevor starke immunsuppressive Medikamente zur Anwendung kommen.

Über Nacht mit dem Bambuspflaster entgiften Aus der alten japanischen Tradition stammt ein Entgiftungspflaster, das über Nacht auf der Fußsohle angebracht wird. Dort in der Mitte befindet sich einer der Hauptpunkte des Nierenmeridians. Der wesentliche Wirkstoff des Pflasters ist Baumharzessig, seine Anwendung ist einfach. Die Pflaster werden abends auf die beiden trockenen Fußsohlen aufgeklebt (siehe Abbildung); am besten Socken darüberziehen. Sie erzeugen milde Wärme und werden morgens abgenommen. Das Pflaster ist im Fachhandel erhältlich; nähere Angaben siehe Anhang, Seite 199.

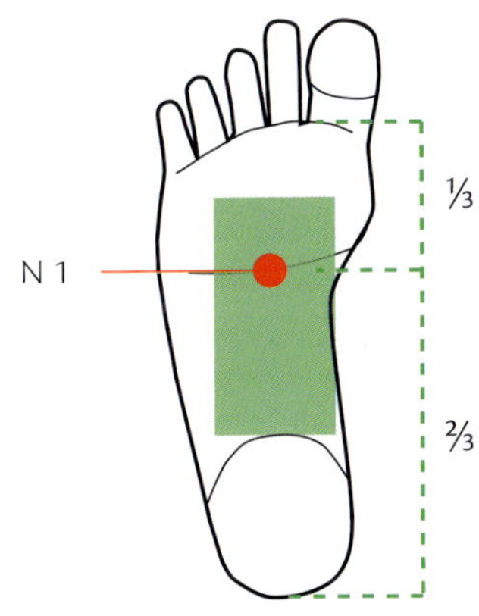

Unterstützende Behandlung mit Tees

Basistee aus Bärentraubenblättern (Folia uvae ursi)
Dieser Strauch mit den preiselbeerähnlichen Früchten hat eine breite Wirkung auf Niere und Blase. Achtung: Die Blätter nicht kochen, da dadurch unnötig bittere Stoffe frei werden.
Zubereitung: 2 Teelöffel Blätter mit 1 l Wasser übergießen und über Nacht stehen lassen. Abseihen, erwärmen, mit Stevia (siehe Seite 89) süßen.

Wenn es schnell gehen soll, empfiehlt sich folgende Mischung:
Zutaten:
2 Teelöffel Quecke (Rhizoma graminis)
3 Wacholderbeeren (Fructus juniperi)

1 Teelöffel Lavendel (Lavendula officinalis)
1 Teelöffel Birkenblätter (Folia betulae)
1 Tropfen Vanilleextrakt
Stevia nach Geschmack

Zubereitung: Quecke und Wacholderbeeren etwa 5 Minuten kochen lassen. Dann Lavendel und Birkenblätter dazugeben, etwa noch 10 Minuten ziehen lassen, abseihen, mit Stevia süßen. Einen Tropfen Vanilleextrakt hinzufügen, um den Tee für den kindlichen Geschmack attraktiver zu machen. Natürlich kann man auch den angesetzten Bärentraubenblättertee dazugeben.

Achtung! Kein Mineralwasser, Zitronenlimonade oder kalte Getränke anbieten!

Bakterien und das Problem der Übersäuerung Bei Blasen- und Nierenproblemen ist der Säure-Basen-Haushalt zu beachten. Bei ausgewogener Ernährung ist das bei Kindern noch kein Thema. Übertriebener Fleischkonsum, zu viel Süßigkeiten und synthetische Getränke können allerdings in Richtung Übersäuerung gehen. Da sich Niere und Blase in unmittelbarer Nähe zum Darm mit seinen Bakterien befinden, können Harnwegsinfekte durch Dysbakterie im Darm gefördert werden – siehe Kapitel 8, Seite 91.

Unklare Beschwerden in der Nierengegend Beschwerden oder Schmerzen in der Nierengegend können auch von verspannten Rückenmuskeln oder der Wirbelsäule herrühren. Hier ist natürlich die ärztliche Diagnostik gefragt. Sie können aber vorab durch einen einfachen Test feststellen, ob eine Asymmetrie vorliegt (siehe Kapitel 9, Seite 102). Sie müssen Ihre Finger lediglich etwas höher ansetzen als in der Abbildung gezeigt. Sind Ihre Finger bei der Vorbeugebewegung nicht mehr auf gleicher Höhe, ist an eine Rückenproblematik zu denken und der Gang zum Arzt oder Chirotherapeuten angesagt.

Wachstum, Rücken und Gelenke

Haltungsschäden zählen zu den häufigsten Problemen unserer zivilisierten Welt. Je früher wir unseren Kindern zu einem geraden Rücken verhelfen, umso aufrechter gehen sie ins Leben. Gerade die Haltung ist nicht nur eine Sache von Muskeln und Knochen, sondern auch von geistiger Aufrichtung. Kinder werden durch psychischen Druck meist nicht aufgerichtet, sondern müssen diesen er-tragen.

Wir sind nicht zum Sitzen, sondern für die Bewegung geschaffen – Kinder können gar nicht genug Bewegung haben.

Das Wachstum von Anfang an fördern

Wachstumsschmerzen

Zwischen dem vierten und etwa dem zwölften Lebensjahr treten, meist lokalisiert an Unterschenkel und Knie, Wachstumsschmerzen auf, vorwiegend abends oder nachts, symmetrisch oder an wechselnden Seiten ohne große Bewegungseinschränkung. Reiben oder warme Anwendungen verschaffen Erleichterung.

Um andere Knochenerkrankungen auszuschließen, sollte der Arzt aufgesucht werden.

Homöopathische Behandlung

Hier sind die Calciumverbindungen hilfreich, z. B. **Calcium carbonicum, Calcium phosphoricum und Silicea**

Es können aber auch andere mineralische oder pflanzliche Mittel gegeben werden. Selen in mineralischen Mischpräparaten ist ebenfalls hilfreich.

Lokale Begleitmaßnahmen:
Massage:
Einreiben der Beine mit wärmenden Ölen oder Salben, die z. B. Arnika, Symphytum oder Hypericum enthalten. Vor allem auch die Kniegelenke gut einreiben und warm halten.

Unterstützend wirkt die Förderung der Durchblutung. Dies erreicht man durch die Anwendung von Ölen oder Salben, durch Magnetfeldtherapie, Akupressur und Homöopathie.

Akupressur:
An den Punkten Le 3 am Fußrücken zwischen 1. und 2. Zehe sowie N 3 zwischen Innenknöchel und Achillessehne (siehe Skizze).

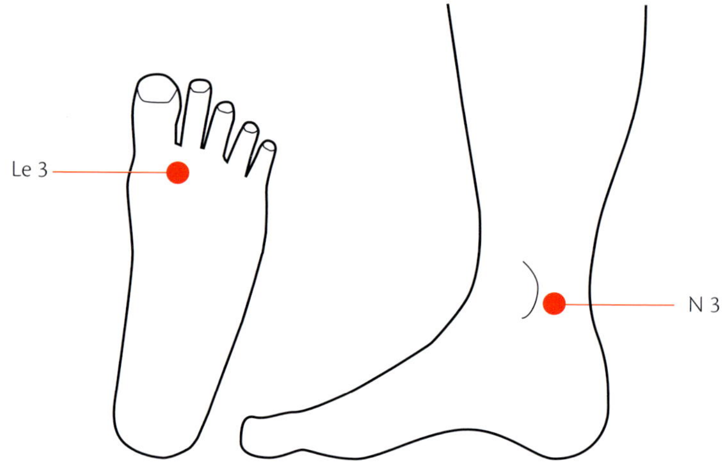

Abendliches Stretching:
Waden- und Oberschenkelmuskeln jeweils 10 × zirka 15 Sekunden lang dehnen.
Magnetfeld-Anwendung:
Niedrige Feldstärken bei großen Körpermatten sowie lokale Kissenanwendung an Knien und Unterschenkeln mit mittlerer Feldstärke, jeweils etwa 8 Minuten.

In der Schule gibt es keine Trainingsgeräte für einen gesunden Rücken.

Schulsport ist nicht unbedingt gesund Was uns aufrecht sitzen oder stehen lässt, liegt tief verborgen in unserem Rücken – die Streckmuskeln der Wirbelsäule. Diese müssen, wenn wir aufgerichtet sind, eine ständige Haltearbeit verrichten. Solche Arbeit lässt den Muskel schneller ermüden als aktive Arbeit, beispielsweise beim Beugen und Strecken des Kniegelenks.
Wollten wir unsere Rückenmuskeln trainieren wie unseren Bizeps, müssten wir uns an eine speziell konstruierte Maschine setzen – solche Maschinen werden für Erwachsene in Instituten für medizinische Kräftigungstherapie eingesetzt. Durch die natürlichen Bewegungen unserer Kinder werden diese Stützmuskeln kaum trainiert; schon gar nicht durch die beliebten Sportarten wie Fußball oder Rad fahren – bei Letzterem sitzt man ja erst recht wieder. Gerade die unteren Rückenstrecker werden dann aktiv bewegt, wenn wir mit fixiertem Becken den Rücken nach hinten gegen einen Widerstand drücken: Also auf einen Stuhl setzen, sich festhalten und die Stuhllehne nach

hinten drücken, wobei Letztere sich leider nicht kooperativ verhält, so wie ein Trainingsgerät, wo der Widerstand der Lehne mit Gewichten einstellbar ist.

Achten Sie von Anfang an auf ausgewogene Sportarten, die den Rücken des Kindes trainieren! Schwimmen, Klettern, gezielte Rückengymnastik, Bodenturnen, Selbstverteidigungstechniken, bei älteren Kindern eine medizinische Kräftigungstherapie an Geräten etc., sind empfehlenswert.
In jedem Fall muss das Training kindgerecht sein und auch die mentale Komponente einbeziehen. Ein guter Trainer achtet auch auf die richtige Atmung!

Was dem Rücken gut tut

Empfehlenswert für einen gesunden Rücken ist Manuelle Medizin – Chirotherapie und Osteopathie.
Unser Rücken ist wie ein Esel – er wird ständig überlastet, und wenn er schreit, bekommt er Schläge. Nahezu keine der kindlichen Rückenbeschwerden ist auf dem Röntgenbild nachzuweisen, weil es sich um Störungen der Funktion, nicht um Störungen des Materials handelt.

Die Diagnose von Rückenproblemen soll ein Arzt vornehmen, der in Manueller Medizin ausgebildet ist.

Auffälligkeiten bei Überforderung des kindlichen Rückens Je kleiner das Kind, umso weniger nimmt es Rückenschmerzen als solche wahr. Trotzdem können schon Kinder im Vorschulalter funktionelle Rückenbeschwerden haben. Sie äußern sich in allgemeiner Schwäche, Abneigung gegen Bewegung und depressiver Verstimmung; siehe auch Kapitel 9 allgemein.

Hinweise auf kindliche Rückenprobleme

- Abneigung gegen das Sitzen, aber auch gegen das Gehen und Laufen
- Rasche Ermüdung beim Spazierengehen
- Unlust beim Sitzen, Zappeln
- Konzentrationsschwäche, Kopfschmerzen

Akute Rückenschmerzen

Homöopathische Behandlung	
Schmerzen nach dem Heben oder Überanstrengung, oft mit Erhitzung sowie Schweiß und nachfolgender Abkühlung verbunden. Besserung durch Ruhe	**Ruta**

Chronische Rückenschmerzen

Chronische Rückenschmerzen sind das wesentlich häufigere Problem als akute Schmerzen. Hier müssen konstitutionell ausgewählte Mittel her, kombiniert mit einem Paket unterstützender Maßnahmen. Verstärkt werden diese Schmerzen durch Gewebeübersäuerung, meist verursacht durch ein Übermaß an Zivilisations-Nahrungsmitteln.

Begleitende Behandlung

Magnetfeld-Anwendung:
Niedrige Feldstärken bei großen Körpermatten.
Rückenmassage:
Basisöle sind

- Jojobaöl – ideal für trockene, empfindliche Haut; dringt leicht ein
- Weizenkeimöl
- Sesamöl
- Avocadoöl
- Süßes Mandelöl
- Lanolin

Entzündliche Gelenkserkrankungen

Hitze, Röte, Schwellung und Schmerzen im Gelenk kennzeichnen entzündliche Krankheiten. Diese können isoliert an Gelenken wie Knie oder Ellbogen, aber auch an mehreren Stellen gleichzeitig auftauchen.

Zu klären ist die Ursache – meist sind es Kälte oder Durchnässung, kombiniert mit Überanstrengung, sowie Übersäuerung des Gewebes.

Homöopathische Behandlung

- Als Folge von Kälte oder Durchnässung, Besserung durch Wärme und nicht unbedingt durch Ruhe **Dulcamara**
- Zustandsbild ähnlich wie bei Dulcamara, aber mit stechenden Schmerzen, die durch jede Bewegung verschlechtert werden; Besserung durch kühle Umschläge **Bryonia**
- Die Gelenke sind sehr berührungsempfindlich, mit blasser Schwellung, ähnlich einem Bienenstich. Besserung durch kühle Umschläge, das Kind will sich bewegen; oft wandern die Beschwerden **Apis**
- Als Folge von eisiger Kälte, worauf Fieber mit Gelenksbeschwerden folgt. Das Kind ist sehr unruhig, ängstlich und klagt über die Schmerzen, die sich durch alles verschlechtern außer durch Ruhe **Aconitum**
- Gelenksentzündung im Rahmen eines Infektes mit Halsbeschwerden, allgemeiner Schwäche und Verschlechterung durch Kälte und Bewegung **Phytolacca**
- Brennende Schmerzen der Gelenke, der kleine Patient möchte seine Füße aus dem Bett strecken und ist eher unruhig. Oft nach einem Infekt **Sulfur**

Begleitende Behandlung:
Auflegen von Kohlblättern. Diese müssen von einem biologisch gezogenen Gemüse genommen, unter Entfernung der groben Teile etwa handtellergroß zerkleinert und dann mit einer Flasche dünn ausgewalkt werden. Blätter möglichst eng um das betroffene Gelenk wickeln, darüber eng anliegend mit Tüchern oder einem Verband festbinden. Darauf eine Wärmflasche legen, falls Wärme als angenehm empfunden wird. Einige Stunden oder über Nacht belassen. Alternativ dazu kann Heilerde oder Moor aufgelegt werden.

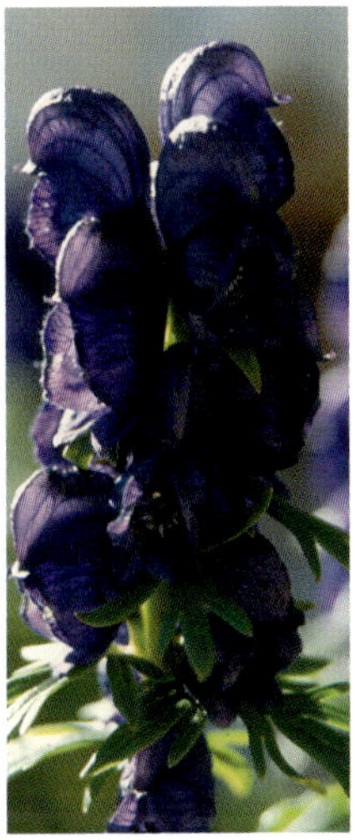

Aconitum

Haut und Nägel

Hautverletzungen

Siehe Kapitel 14, Seite 191, 195–198.

Akute, Blasen bildende Hautkrankheiten

Nesselsucht – allergischer Hautausschlag

Für die Akutbehandlung ist der Auslöser sekundär – wichtig ist das Bild des Patienten.

Homöopathische Behandlung

- Hautausschläge, die so aussehen, als wäre das Kind in die Brennnesseln gefallen, werden durch diese in homöopathischer Form gut beeinflusst. Dabei wird das Jucken oder Brennen durch Kühle nicht besser (im Gegensatz zum Zustandsbild bei Apis). Auslöser sind oft Fisch, Fleisch oder Erdbeeren. Wichtig ist viel Flüssigkeitszufuhr und die Vermeidung von Süßspeisen und Eiweiß — **Urtica urens**
- Zustandsbild ähnlich wie bei Urtica, aber hellerer Ausschlag, die Haut ist wachsartig, spannt und juckt, ist eventuell auch geschwollen wie beim Bienenstich. Unruhe, wenig Durst, Verschlechterung durch Wärme, Druck oder Berührung — **Apis**
- Hautausschlag in Form von Bläschen in Gruppen, die jucken und sich durch Kratzen verschlechtern. Das Kind ist sehr unruhig und will sich bewegen — **Rhus tox.**
- Wenn die Ursache des Hautausschlages in einem durch Essen in wahlloser Reihenfolge überladenen Magen zu suchen ist, passt die Brechnuss. Eventuell mit Übelkeit und Verstopfung oder Sodbrennen einhergehend — **Nux vomica**
- Zustandsbild ähnlich wie bei Nux vomica, aber mit weiß belegter Zunge — **Antimonium crudum**
- Heftige Magen-Darm-Beschwerden mit Erbrechen und/oder Durchfall; oft durch Lebensmittelvergiftung verursacht. Frösteln, Unruhe und Angst; die Beschwerden bessern sich durch Wärme und Zuspruch. Hautausschläge verschiedener Art — **Arsen**
- Zustandsbild ähnlich wie bei Arsen, jedoch mit mehr Verlangen nach frischer Luft und weniger ängstlicher Unruhe. Trotzdem Kreislaufschwäche und Frösteln, starke Blähungen und Aufstoßen. Als Folge von Fett, Milch und übermäßigem Essen — **Carbo vegetabilis**

Lokale Anwendungen:
Wenn kühle Umschläge angenehm empfunden werden, Aloe-First-Spray (im Handel erhältlich) oder Kochsalzlösung (1 Teelöffel auf 1 l Wasser) auf die Haut aufsprühen.

Zur Ausheilung chronischer oder immer wiederkehrender Nesselausschläge ist eine Konstitutionsbehandlung unerlässlich.

Arzneimittelausschläge

Diese Ausschläge ähneln oft Nesselausschlägen oder sind rot und großflächig. Meist werden sie durch die Einnahme von Kopfwehtabletten verursacht.

Homöopathische Behandlung

Neben reichlich Flüssigkeitszufuhr sind die unter Nesselausschlag beschriebenen Mittel angezeigt; am häufigsten passt **Rhus tox.**

Die Haut ist widerstandsfähiger als Plastik – das kann man bei Insektenstichen bemerken!

Fieberblasen und Herpes

Beide Bläschen bildende Hautkrankheiten gehen auf Viren zurück.

Fieberblasen könnte man auch als Kummerblasen bezeichnen – oft gibt es einen psychischen Hintergrund.

Fieberblasen
treten meist an den Lippen auf, wobei der akute Ausbruch durch verschiedene Faktoren wie Sonnenlicht, Klimawechsel oder ein Geschehen im Rahmen fieberhafter Erkrankungen ausgelöst wird. Damit ist immer eine Schwächung des Immunsystems verbunden.

Homöopathische Behandlung

- Zunächst als Einzelgabe die Nosode **Herpes simplex C 200**

Anschließend bei Jucken oder Brennen:
- Bei eher verfrorenen Typen **Thuja**
- Bei eher hitzigen Kindern **Natrium muriaticum**
- Infolge von Durchnässung oder kaltem Wetter **Dulcamara**

- Ähnlich wie bei Dulcamara, aber bei unruhigen, verspannten Typen oder nach Überanstrengung **Rhus tox.**

Weitere Mittel nach individueller Differenzierung durch den Homöopathen.

Lokale Behandlung:
Statt chemischer Salben empfiehlt sich eine Salbe mit Melissenextrakt, der nachweislich die Ausbreitung hemmt. 3 × täglich dünn auftragen.
Außerdem: Das Immunsystem durch allgemeine Maßnahmen stärken – siehe Kapitel 7.

Rezidive vermeidet man durch konsequente Akutbehandlung ohne chemische Blocker. Außerdem muss man mit natürlichen Stoffen eine Basisbehandlung durchführen lassen.

Gürtelrose

Dies ist eine ernste und meist unangenehme, bei Kindern aber seltene Hauterkrankung. Es zeigen sich Bläschen in Gruppen entlang dem Segment eines Nervs. Vor Ausbruch der Bläschen beobachtet man meist folgende Vorboten: Schwäche, Müdigkeit, Appetitlosigkeit und auf der Haut Jucken oder Brennen. Während und nach dem Erscheinen der Bläschen können mehr oder weniger starke Schmerzen auftreten.

Ärztliche Begleitung ist hier unerlässlich!

Homöopathische Behandlung

Bei den ersten Symptomen sind folgende Mittel hilfreich:
- Zunächst die Nosode **Variolinum C 200**

Dann Arzneien je nach Beschwerden:
- Jucken, Kribbeln und brennende Schmerzen, die durch kühle Luft schlechter und durch feuchtwarme Umschläge besser werden. Das von Natur aus unruhige Kind ist jetzt noch zappeliger, wobei ihm Bewegung vorübergehend Erleichterung verschafft. Eines der Hauptmittel ist **Rhus tox.**

- Zustandsbild ähnlich wie bei Rhus tox., aber Besserung durch Kühle oder kalte Umschläge. Ebenfalls bei unruhigen, aber eher hitzigen Kindern. Beginn in der Nacht mit Schwitzen und Unruhe **Mercurius solub.**

Genitalherpes
Diese Krankheit ist bei Kindern selten, sie tritt eventuell in der Pubertät nach dem Geschlechtsverkehr ohne Kondom auf. Die angegebenen Mittel sind Ersthelfer und können auch bei anderen Ausschlägen im Genitalbereich zu Beginn verabreicht werden.

Homöopathische Behandlung

- Brennende oder juckende Bläschen oder Pusteln, nachts Verschlechterung. Vor allem nach Kränkung, Kummer oder Missbrauch **Causticum**
- Heftiges Brennen mit feuriger Röte, eventuell mit Harnwegsbeschwerden und Brennen beim Wasserlassen **Cantharis**

Andere Hauterkrankungen – von weniger akut bis chronisch

Eiterungen, Abszesse und Furunkel

Fallbeispiel Die siebenjährige Helena kommt mit ihrer besorgten Mutter in die Sprechstunde. Das Kind habe jetzt schon zum zweiten Mal innerhalb von drei Wochen eitrige Pickel auf der Haut. Einige würden richtig groß und seien schmerzhaft. Außerdem sei das Kind manchmal unrund und schlafe schlecht. Die Mutter kann sich das nicht erklären, es gibt keinen erkennbaren Grund. Bei der Aufnahme der Krankengeschichte findet sich tatsächlich weder etwas Auffälliges noch eine Ursache für die Hauteiterungen.
Nach geraumer Zeit und mehrmaligem Nachfragen, ob in den letzten Monaten irgendetwas anders gewesen sei als sonst, zeigt sich des Pudels Kern: Da die schlechte Jahreszeit naht und man gegen Grippe vorbeugen sollte, hat die Mutter seit etwa sechs Wochen dreimal täglich Echinacea in Urtinktur verabreicht. Diese Empfehlung hätte

Die Natur ist nicht harmlos! Auch auf pflanzliche Mittel oder Tees kann eine Reaktion eintreten – im Sinne einer Arzneimittelprüfung!

sie von einer Bekannten bekommen, außerdem sei Echinacea ja allgemein als nützlich bekannt.
Diese Geschichte ist kein Einzelfall. Eine weibliche Patientin hat sich mit einer ähnlichen Kur Abszesse in der Vaginalgegend zugezogen.

Achtung!
Beim ersten Auftreten irgendeiner Reaktion die Gabe des Mittels stoppen und die Einnahme überdenken bzw. mit dem Arzt besprechen. Nur so können Überdosierungen vermieden werden.

Akute Hauteiterungen – Abszesse und Furunkel

Bei Hauteiterungen handelt es sich um Entzündungen der Haarfollikel, ausgelöst durch Bakterien. Ganzheitlich gesehen besteht dabei ein Zustand von zu viel „Hitze", also eine Entzündungsbereitschaft, die der Körper über die Haut abbauen will.

Bei Neigung zu Hauteiterungen „hitzige" und entzündungsfördernde Speisen weglassen – Fleisch, dunkles Brot, scharfe Gewürze, Obst und Süßspeisen. Außerdem eine Zeitlang Gemüse und leichte Kost bevorzugen, das Abendessen klein und kalorienarm halten, auf geregelten Stuhlgang achten.

Achtung!
- An Eiterungen oder Furunkeln nicht herumdrücken – erst dann, wenn sie „reif" sind!
- Eiterungen im Gesicht können lebensbedrohliche Blutvergiftungen auslösen!
- Bei zunehmender Ausbreitung von Entzündungen oder Eiterungen im Gesicht den Arzt aufsuchen!

Lokale Behandlung

Nach Verschmutzung mit einem nicht brennenden Desinfektionsmittel desinfizieren. Zugsalben oder Heilerde sowie Umschläge mit Leinsamen anwenden.

Homöopathische Behandlung:
- Beginnende Eiterung mit Klopfen, Schwellung und

roter Haut, eventuell um ein Fortschreiten zu verhindern **Belladonna**
- Stechende Schmerzen, wenn das Eiter bereits sichtbar ist **Hepar sulfuris**
- Bei Verschlechterung nachts, nicht mehr im Anfangsstadium **Mercurius solub.**
- Zur Reifung, um das Aufbrechen zu beschleunigen, das „homöopathische Messer" einsetzen **Myristica**
- Nach der Öffnung und nach Abfließen des Eiters, nur für 1–3 Tage eine Dosis täglich **Silicea**

Nagelverletzungen

Siehe Kapitel 14, Seite 195.

Eingewachsene Nägel und Nageleiterung

Homöopathische Behandlung

Soforthilfe bei akuter Entzündung durch einen eingewachsenen Nagel, bei bläulicher Verfärbung und Empfindlichkeit gegen Berührung, bietet **Lachesis**

Äußerlich den Nagel zirka 10 Minuten in verdünnter Ringelblumentinktur baden.

Bei Neigung zu Eiterungen kann auch das Kind selbst „zu süß" sein – daher auf Zuckerkrankheit untersuchen lassen!

Beginnende Eiterung am Nagelfalz

Lokale Behandlung

Akuthilfe durch kurzes Eintauchen in möglichst heißes Wasser; ein paar Mal hintereinander wiederholen.

Homöopathische Behandlung:
- Innerlich eine Dosis **Calendula**
- Beschleunigung der Eiterung in fortgeschrittenem Stadium (siehe oben) **Myristica**

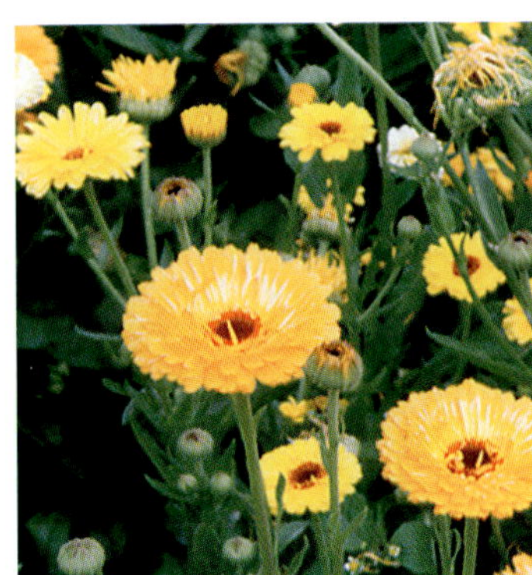

Calendula

Warzen

Warzen sind scharf umschriebene Wucherungen und Verhärtungen der Haut, die durch Viren entstehen. Sie können an verschiedenen Orten auftreten, meist an den Händen oder an den Fußsohlen.
Da die übliche Behandlung unangenehm bis schmerzhaft ist, lohnt ein homöopathischer Versuch. Außerdem sollten Warzen nicht um jeden Preis mit chirurgischen Maßnahmen entfernt werden, da sie im Rahmen einer Gesamtbehandlung manchmal von selbst verschwinden. Den Warzen mit Messer oder anderen Gegenständen zu Leibe zu rücken, führt zu nichts außer zu ärgerlichen Komplikationen, also Finger weg davon!

Warzen sind nicht nur ein lästiges Übel. Sie zeigen im Verlauf einer Behandlung auch Entwicklungsstadien im Sinne der Immuntreppe!

Äußerliche Behandlung

Betupfen der Warze mit der Urtinktur von **Chelidonium** oder **Thuja**
1–2 × täglich einen Tropfen auf die Warze geben;
dies durch mehrere Wochen. **Urtinkturen nicht einnehmen!**
Warzen im Gefolge von Impfungen sprechen meist auf Thuja gut an.

Homöopathische Behandlung (Mittel zur Einnahme):

- Eines der wichtigsten Mittel ist Causticum, der Ätzstoff, vor allem bei Auftreten der Warzen an Fingern oder Händen. Bei Kindern, die auf Ungerechtigkeit oder familiäre Spannungen empfindlich reagieren und Kränkungen lange hinunterschlucken **Causticum**
- Bei freundlichen Kindern, die alles gern essen, viel essen und oft eine belegte Zunge haben **Antimonium crudum**
- Warzen infolge von Durchnässung oder wiederkehrenden Infekten **Dulcamara**
- Bei sensiblen, zarten und verfrorenen Kindern, auch bei Warzen nach einem eingezogenen Fremdkörper **Silicea**
- Bei verfrorenen, eher aufgedunsenen und schlaffen Kindern, die auf Impfungen schlecht reagieren, leicht schwitzen, eine schwache Verdauung haben und oft chronisch kränkeln **Thuja**

Dosierung: Mittel höchstens eine Woche lang 1 × täglich in der Potenz C 12 oder D 12 geben, dann absetzen und zuwarten. Ändert sich innerhalb eines Monats nichts, nicht weiter probieren. Es sind einige Hundert Mittel im Zusammenhang mit Warzen möglich!

Nerven, Psyche und Charakter

Nicht so augenfällig wie körperliche Krankheiten sind seelische Probleme. Die Seele ist nicht nur ein weites Land, sondern auch ein Gebiet, das durch enorm viele Faktoren beeinflusst wird.

Homöopathie hat als positive Nebenwirkung einen harmonisierenden Einfluss auf den Charakter, die Psyche und die geistige Entwicklung des Kindes.

Psychisches Trauma

Das Vorteilhafte an einer homöopathischen Behandlung psychischer Traumen ist, dass sie ohne Nebenwirkungen harmonisiert. Bei der Wahl des Mittels spielt die auslösende Ursache eine wichtige Rolle. Je früher das passende Mittel gegeben wird, umso besser die Heilungschancen.

Homöopathische Behandlung

- Erstes Mittel bei den Folgen eines Schrecks oder traumatisierenden Ereignissen, die zu Panik führen — **Aconitum**
- Bei akuten Folgen einer massiven Kränkung, bei Trauer (Todesfall) oder seelischem Schock – erstes Mittel — **Ignatia**
- Wenn nach dem Akutereignis ein Stadium der Abstumpfung folgt, alles gleichgültig ist und Schmerz- und Empfindungslosigkeit mit großer Schläfrigkeit auftreten — **Opium**
- Generalisierte Angst („Angst vor allem und jedem") als Folge von Angst einflößenden Ereignissen, aber nicht in der Vehemenz wie bei Aconitum. Aufgrund eines Ereignisses verstärken sich bei ängstlichen Kindern die ursprünglichen Ängste vor Dunkelheit und Alleinsein — **Phosphor**
- Das Kind ist weinerlich, anhänglich und sehr labil nach einem Schreckerlebnis — **Pulsatilla**

Schlafstörungen

Viele seelische Störungen machen sich in Form von Schlafstörungen bemerkbar. Störungen beim Ein- und Durchschlafen können unterschiedlichste Auslöser haben, die man durch Akutmittel sanft mildern kann.

Homöopathische Behandlung

Die Wahl des Mittels stützt sich in erster Linie auf den Auslöser beziehungsweise die Ursache der Schlafstörung: Schlafstörungen als Folge von

- Schreck (siehe vorige Seite) **Aconitum**
- Reizüberflutung, übermäßigem Essen, dem Genuss von Süßspeisen und aufputschenden Getränken. Dabei ist das Kind mürrisch und unruhig **Nux vomica**
- Ursache ähnlich wie bei Nux vomica, aber hier vor allem während der Zahnung; das Kind will getragen werden **Chamomilla**
- Ursache ähnlich wie bei Nux vomica, aber Schlaflosigkeit durch geistige Überaktivität wie nach zu viel Kaffee. Das Kind hört jede Kleinigkeit, ist aufgeregt, überwach, aber gut gelaunt **Coffea**
- Das Kind ist schlaflos durch Übermüdung und/oder Anstrengung. Es zeigen sich Unruhe, Ängstlichkeit, Hochschrecken und Aufwachen um Mitternacht oder um drei Uhr früh. Bei an sich zarten, sensiblen und frühreifen Kindern **Arsen**
    - Schlaflos in der Dunkelheit, Angst in der Nacht und beim Einschlafen, das Kind braucht unbedingt Licht, will nachts zu den Eltern oder etwas essen. Bei sensiblen, zarten, an sich lieben Kindern, die durch geistige Anstrengung überfordert sind **Phosphor**
    - Zustandsbild ähnlich wie bei Phosphor, aber bei kräftigen, robusten Typen, bei denen alles heftig verläuft. Zähneknirschen und Angstträume, Sprechen im Schlaf **Belladonna**
    - Schlafstörungen infolge von Prüfungsangst oder bevorstehenden aufregenden Ereignissen. Bestes und erstes Mittel bei Lampenfieber und Schulstress **Gelsemium**
    - Schlafstörungen als Folge von akuter Kränkung, Trauer oder Todesfall. Die Kinder reagieren „hysterisch" und sind unfähig, ihre Emotionen zu verarbeiten; oft bei Scheidungskindern angezeigt **Ignatia**

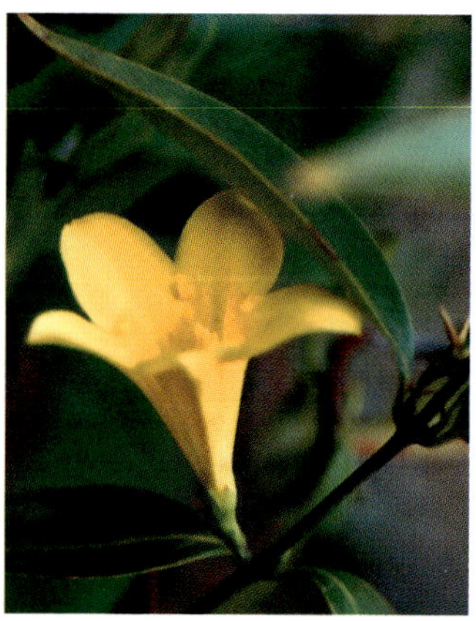

Gelsemium

Dosierung: Bei den angegebenen Situationen gibt man im Bedarfsfall eine Dosis. Alle chronischen Störungen müssen mittels Konstitutionsbehandlung in Angriff genommen werden, wobei eine begleitende Psychotherapie hilfreich sein kann.

Begleitende Behandlung:

- Ein Voll- oder Fußbad mit Heilkräuterauszügen. Das intensivste Mittel, das einer Schlaftablette gleichkommt, ist ein Baldrianbad.

Ist die Schlafstörung mit Verdauungsstörungen kombiniert, muss man an Kalmus denken. Wichtig ist die Qualität der Pflanzenextrakte. Normalerweise gibt man auf ein Vollbad 1 Esslöffel Extrakt, auf ein Teilbad 1 Teelöffel voll.

- Etwa drei Stunden vor dem Schlafengehen eine letzte kleine, leichte Mahlzeit. Die Spannung durch ein Gespräch oder eine kleine Geschichte so gut wie möglich reduzieren.

Angststörungen

Neben dem Gefühl der Angst treten hierbei auch körperliche Symptome wie Herzklopfen, Schwitzen, Unruhe und Kältegefühl auf. Je nach auslösender Ursache können einige Akutmittel hilfreich sein:

Homöopathische Behandlung

- Angst vor bevorstehenden Ereignissen – Prüfungen, neue Lebenssituationen –, auch Angst vor angenehmen Ereignissen, wie z. B. Urlaub, und vor dem Fliegen. Körperlich ein Gefühl von Unruhe im Bauch, Herzklopfen, Zittern und Schwäche — **Gelsemium**
- Akute Angst – Panik: Infolge eines plötzlichen Schreckens ein Gefühl von unerträglicher Unruhe und Angst, Todesahnung und Zittern am ganzen Körper — **Aconitum**
- Angst ohne Grund oder Angst nachts und im Dunkeln, bei sensiblen Kindern — **Phosphor**

Depressive Verstimmungen

Akute Traurigkeit und Kummer

Homöopathische Behandlung

- Beschwerden infolge von Kränkung und Kummer, Enttäuschung oder Todesfall. Dabei entwickeln sich paradoxe und hysterische Symptome – unwillkürliches Lachen, launisches Verhalten, das Kind ist reizbar und abweisend gegen Trost. Seufzen und viele körperliche Symptome, die ständig wechseln — **Ignatia**

- Nach einem Todesfall oder infolge von ungerechter Behandlung kommt es zu stiller Trauer und Verzagtheit **Causticum**
- Zustandsbild ähnlich wie bei Causticum – stiller Kummer mit Schwäche und Interesselosigkeit, das Kind wird gleichgültig gegen alle Eindrücke, ist still und verschlossen. Kann durch den Verlust eines Freundes, durch Übersiedlung oder Heimweh ausgelöst werden **Acidum phos.**

Nervöse Unruhe und Aufmerksamkeitsstörungen

Hier sind zunächst die möglichen Ursachen abzuklären. Heutzutage steht die Reizüberflutung durch Computerspiele, Fernsehen und das Handy im Vordergrund. Außerdem ist ein Schlafplatz wichtig, der frei von Elektrosmog ist. Das Vermeiden von Süßigkeiten und der morgendliche Genuss von Müsli oder Haferbrei sind wichtig und stellen eine Hirnnahrung dar.
Chronische Störungen bedürfen einer konstitutionellen Behandlung. Nachfolgende Tipps können bei akuten Störungen hilfreich sein:

Homöopathische Unterstützung

- Das typische Zappelkind, das nicht ruhig sitzen kann und für nichts Zeit hat. Schulschwierigkeiten durch nervöse Unruhe; auch bei Störungen nach Infektionskrankheiten **Zincum metallicum**
- Zustand ähnlich wie bei Zincum, aber mit Tics und Zuckungen sowie eigenartigen Verhaltensweisen. Körperlich verschiedene Begleiterscheinungen, beispielsweise vermehrtes Schwitzen **Agaricus muscarius**
- Zustand ähnlich wie bei Zincum, aber mehr allgemeine Rastlosigkeit, nicht nur beim Sitzen. Das Kind ist wie Quecksilber und kann nicht bei einer Sache bleiben. Verschlechterung durch alle äußeren Einflüsse und vor allem durch Kälte **Mercurius solubilis**
- Unruhe infolge von Reizüberflutung, Aufmerksamkeitsdefizit und Fehler beim Lesen und Schreiben. Meist auch Schlafstörungen mit Unruhe und Aufschreien **Hyosciamus**

12 Die Zukunft der kleinen Persönlichkeit in die richtigen Bahnen lenken

Das Kind in Ehrfurcht empfangen, in Liebe erziehen und in Freiheit entlassen Rudolf Steiner

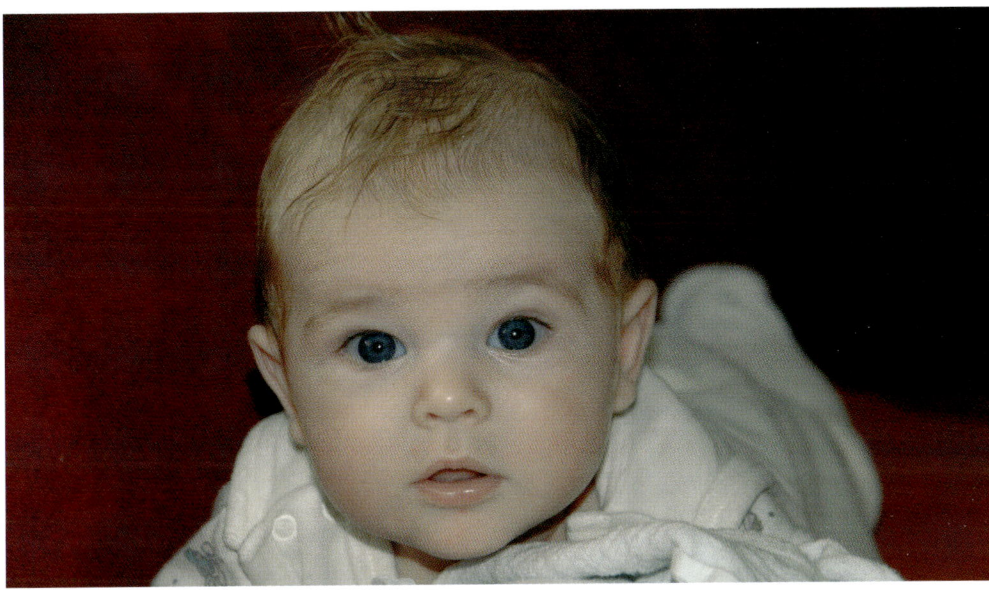

Die Entwicklung der Konstitution – beobachten lernen

Schon wenn Mütter ihr Neugeborenes im Arm halten, beginnen die ersten Beobachtungen. Mütter, die mehrere Kinder großgezogen haben, können schon in den ersten Lebensmonaten Vergleiche anstellen.

Wie uns Gegensatzpaare helfen Das Prinzip von Gegensätzen ist einfach: Plus und Minus, Yin und Yang, Licht und Schatten, rot und blass ... In der biologischen Therapie ist es nicht gleichgültig, ob wir es mit einem starken oder schwachen, einem blassen oder roten, einem männlichen oder weiblichen Wesen zu tun haben. Deshalb ist die Beachtung der wichtigsten Gegensatzpaare hilfreich:

- warm – kalt (d. h. hitzig oder verfroren)
- rot – blass (die vorherrschende Gesichtsfarbe)

- dick – dünn
- schlaff – verkrampft (Muskeltonus, Verdauung)

Die Entwicklung der Typen in der Homöopathie

Die homöopathischen Typen lassen sich schon aus der Beobachtung der Wirkung der Arzneimittel ableiten. Bei der Arzneimittelprüfung sieht man, ob ein Mittel bei Frauen oder bei Männern stärker wirkt, bei robusten oder bei schwachen Menschen. Weitere Erfahrungen macht man auch in der Therapie – nicht alles wirkt bei jedem gleich!

Auster oder Biene?

Im Leben kann man zwar aus einer Mücke einen Elefanten machen, nicht aber aus einer Auster eine Biene. Die Arzneien der Auster, also Calcium carbonicum, und der Biene, Apis, sind so gegensätzlich wie die beiden Tiere selbst.

Einteilungen nach bestimmten Merkmalen gibt es schon seit Menschengedenken. Die Kunst besteht darin, sie richtig zu nutzen.

Der Typ des Calcium carbonicum Hahnemanni Das homöopathische Mittel Calcium carbonicum wird aus dem mittleren Teil der Austernschale hergestellt. Das Kind, dem Calcium carbonicum hilft, ähnelt der Auster ohne Schale: Schlaff, dicklich, träge und ungeschützt. Das Kind sitzt am Schoß der Mutter wie ein Pudding. Dies sind Kinder, die zu Übergewicht neigen; überall mangelt es ihnen an der Festigkeit, für die der Kalk verantwortlich ist: verfroren, saurer Schweiß, weicher Stuhl oder auch Verstopfung, empfindlich gegen Kälte, gegen jede Anstrengung und Stress. Beim Zahnen und bei der Knochenentwicklung neigen sie zu Problemen. Emotional wirken sie gegen alle Einflüsse ungeschützt – haben viele Ängste und sind sehr empfindlich, wenn sie ausgelacht werden. Essen mögen diese Kinder das, was sie für ihren Aufbau brauchen: Sehr gern weiche Eier, bei Milch gibt es entweder ein Verlangen danach oder eine Abneigung dagegen.

Homöopathisches Calcium wird die Entwicklung eines Kindes von diesem Typ erheblich fördern.

Wie man auf die Typen gekommen ist Man fragt sich natürlich, woher man das alles weiß – ist es etwa pure Fantasie? Nun, einerseits muss man den Menschen genau beobachten und analysieren, andererseits die Bilder homöopathischer Arzneimittel mit dem Menschenbild in Übereinstimmung bringen. Dies hat die Erfahrung homöopathischer Therapie über mehr als 200 Jahre hinweg zu Stande gebracht. Anfangs stellte man bei der Arzneimittelprüfung von Calcium fest, dass das

Mittel bei verfrorenen und trägen Typen besonders anspricht. Viele Prüfer haben bemerkt, dass das Mittel sie langsamer und behäbiger macht. Das hat sich dann in der Therapie bestätigt, sodass sich das Bild des Typus schließlich wie ein Mosaik zusammenfügen lässt.

Der Apis-Typ Die geschäftige Biene stellt keinen geringen Gegensatz zur trägen Auster dar. Naturgemäß ist der Apis-Typ diesem Tier in vielen Aspekten ähnlich: Ein quirliges, immer beschäftigtes, fleißiges Wesen, das nur dann sticht, wenn man es attackiert. Stellen wir uns ein kleines Mädchen vor mit wenig Durst, trockener Haut und eher hitzig. Es ist gern an der frischen Luft, trotzdem eher blass. Anfälligkeiten bestehen für Mandelentzündung sowie für Blasen- und Nierenbeschwerden.

Heute verfügen wir über einige Dutzend von Arzneimitteln, die wir verschiedenen Typen zuordnen können – die Auswahl eines Mittels richtet sich aber in erster Linie nach den Beschwerden, erst in zweiter Linie nach dem Typ.

Wie Sie helfen können, das passende Konstitutionsmittel zu finden

Das Typische erkennen:

- Was ist körperlich zu beobachten? Zum Beispiel oberer Körperteil mager, blasses Gesicht mit roten Wangen, immer aufgeblähter Bauch etc.
- Reaktionen? Zum Beispiel Empfindlichkeit gegen Sonne, Durchfall nach Milch, müde um 11.00 Uhr
- Der seelisch-geistige Bereich? Zum Beispiel Abneigung gegen Trost, immer unruhig, Eifersucht etc.

Was nicht funktioniert: Die Verschreibung eines Mittels nur nach einigen Merkmalen, etwa bestimmten Fältchen im Gesicht und rissigen Lippen, beispielsweise bei der Antlitzdiagnose. Diese gibt lediglich einen Hinweis, nicht mehr. Auch nur aufgrund psychischer Symptome ein Mittel zu verordnen, ist zu wenig. Angeblich sollen mitunter sogar Horoskope als Basis für eine Mittelempfehlung herangezogen werden, was völlig abzulehnen ist! Es muss immer, wie Hahnemann riet, die Gesamtheit der Symptome berücksichtigt werden, sonst ist es wie mit einem Auto, dem die Hälfte der Teile fehlt.

Achtung! Das Konstitutionsmittel passt nicht immer und zu jedem Zustand. Seine Auswahl und Anwendung muss sorgfältig erfolgen und bedarf eines erfahrenen Therapeuten!

Biochemische Mittel und Schüßler-Mineralstoffe

Bei der Biochemie Schüßlers haben wir es mit einer extremen Reduktion auf eine Handvoll mineralischer Mittel zu tun.

Zu einer Zeit, als die Blüte der Homöopathie in Deutschland schon

Das Wesen der Krankheit liegt in der Zelle. (Rudolf Virchow, 1821–1902)

längst vorüber war, entwickelte der 1821 geborene Arzt Heinrich Schüßler ein neues, sehr vereinfachtes Heilsystem, da ihm die ständige Erweiterung der Hahnemann'schen Arzneimittellehre zu viel wurde. So beschränkte er sich auf etwa ein Dutzend mineralischer Arzneien. Diese wurden aus Beobachtungen am Krankenbett und auf der Grundlage der biochemischen Vorgänge im Körper entwickelt. Calcium beispielsweise, das für den Knochenaufbau wichtig ist, führte zur Anwendung bei Kranken, die Probleme mit dem Knochengerüst oder den Gelenken hatten.

Die ursprünglichen Schüßler-Mineralstoffe

Nr. 1 Calcium fluoratum
Nr. 2 Calcium phosphoricum
Nr. 3 Ferrum phosphoricum
Nr. 4 Kalium chloratum
Nr. 5 Kalium phosphoricum
Nr. 6 Kalium sulfuricum
Nr. 7 Magnesium phosphoricum
Nr. 8 Natrium chloratum
Nr. 9 Natrium phosphoricum
Nr. 10 Natrium sulfuricum
Nr. 11 Silicea

Die Problematik der Antlitzdiagnose In Selbsthilfegruppen und bei Gewerbetreibenden in der Beratungsbranche erfolgt die Auswahl der Mineralstoffe aufgrund äußerer Merkmale, zum Beispiel im Gesicht des Kranken. Hier handelt es sich natürlich um eine sehr grobe Vereinfachung. Dazu kommt, dass in der heutigen Praxis oft mehrere Mittel mehrmals täglich über längere Zeit eingenommen werden sollen. Diese „Schrotflintenverordnung" hat Schüßler selbst nicht gut geheißen, sondern die Verordnung einzelner Mittel empfohlen.

Wann es Probleme gibt

Es kann bei Schüßler-Salzen dann zu Problemen kommen, wenn
- zu viele Mittel auf einmal
- zu lange
- in Potenzen ab D 4 eingenommen werden.

Bei den ersten Nebenwirkungen muss die Einnahme gestoppt werden! Nebenwirkungen können nach ein bis vier Wochen auftreten. Bei Potenzen über D 4 kann es jedoch längere Nachwirkungen geben.
Unterscheiden muss man außerdem zwischen der Langzeiteinnahme und einer Akutbehandlung.

Die Grenze zwischen der reinen Mineralstoffwirkung – also einer Wirkung, die derjenigen entspricht, die eintritt, wenn man die Salze in Form von Lebensmitteln zu sich nimmt – und der homöopathischen Wirkung liegt etwa bei D 3 bis D 6. Darüber überwiegt die homöopathische Wirkung mit ihren Gesetzmäßigkeiten. Hier, zwischen D 6 und D 12, wirken die Salze nicht mehr wie ein Lebensmittel, was bei einer Langzeiteinnahme zu vollkommen anderen Effekten führt.

Schwächen in Stärken verwandeln helfen

Die Konstitution ist der Boden, auf dem Krankheiten wachsen können. Ein Mensch mit einem von Natur aus schwachen Nervenkostüm läuft beispielsweise Gefahr, bei jeder Nervenbelastung krank zu werden. Man nennt das „locus minoris resistentiae" – der Ort des geringsten Widerstandes.

Wer die Konstitution seines Kindes kennt, kann seine Schwachstellen rechtzeitig stärken.

Wer weiß, wo ihn Krankheitsauslöser am empfindlichsten treffen, kann ein Frühwarnsystem entwickeln und schädlichen Tendenzen entgegenwirken.

Konstitutionsmerkmale und akute Muster nutzen Die Konstitution bleibt lebenslang mehr oder weniger dieselbe. Lediglich die Krankheitserscheinungen können sich im Sinne der Immuntreppe verändern. Gab es in der Jugend die typischen „Sitzrückenschmerzen", verändern sich diese zu Arthrosen. Typischerweise werden die Beschwerden aber immer durch langes Sitzen ausgelöst. In der homöopathischen Therapie wird dann das Konstitutionsmittel gegeben, wenn dafür Bedarf ist – bei Beschwerden, die den Kranken in seiner Gesamtheit betreffen. Das Mittel wird ihn insgesamt stabilisieren und beschwerdefrei machen. Akute Krankheiten werden mit dem passenden Akutmittel, manchmal auch mit dem Konstitutionsmittel behandelt, wenn dieses passt. Es ist aber hilfreich, auch die akuten Beschwerdemuster zu kennen – oft ist es ein kleines Akutmittel wie Vincetoxicum, das bei einer Kopfgrippe immer wieder passt.

Die Konstitution wird im Laufe der Entwicklung eines Kindes bis zur Pubertät immer deutlicher. Bis dahin sollte körperlich und seelisch eine gute Basis für die Zukunft gelegt worden sein.

Die Pubertät als Chance sehen

Das Abnabeln des Babys ist ein schneller Schnitt – viel schwieriger ist es oft für die Mutter, sich nach gut zehn Jahren von der nicht mehr ganz kleinen Persönlichkeit abzunabeln. In Kürze wird diese ihr zumindest körperlich über den Kopf wachsen. Wie in den ersten Lebensmonaten brauchen Kinder auch in den Stürmen der Pubertät die

Liebe der Eltern – auch wenn diese Aufgabe jetzt schwerer fällt als am Anfang. Seelischen Halt holen sich Kinder, die in der Pubertät durchgeschüttelt werden, letztlich bei den Eltern – vorausgesetzt, es wurde eine gute Vertrauensbasis aufgebaut.

Was vor und während der Pubertät wichtig ist – auch für Eltern

- Erwarten Sie von Ihrem Kind keine Dankbarkeit
- Nabeln Sie sich selbst ab, sonst fällt dies Ihrem Kind umso schwerer
- Erfahrung macht klug – manche Erfahrung kann man seinem Kind nicht ersparen
- Den Horizont erweitern – schicken Sie Ihr Kind früh genug auf Reisen
- Seien Sie ein Vorbild in Bezug auf Süchte: Eltern, die rauchen, können nicht erwarten, dass ihre Kinder Nichtraucher werden
- Süchte – dazu zählen nicht nur Alkohol, Drogen und Nikotin, sondern auch übermäßiges Essen und der suchtartige Konsum von Sexualität – entstehen meist auf der Basis eines unausgeglichenen Innenlebens
- Das System Familie verändert sich – Kinder bleiben immer Kinder, aber sie wollen sich ihren Platz im Leben suchen

Die gesamte pubertäre Entwicklung findet heute deutlich früher statt als noch vor ein paar Jahrzehnten – deshalb müssen Eltern ihren eigenen Maßstab an den ihrer Kinder anpassen, um nicht frustriert zu sein.

Homöopathische Behandlung

- Bei Schwäche und Wachstumsschüben, Kreislaufproblemen und Konzentrationsmangel **Acidum phos.**
- Bei depressiver Verstimmung; Gespräche und Trost werden abgewiesen, gereizter Widerspruch wird laut **Natrium muriaticum**
- Zustandsbild ähnlich wie bei Natrium muriaticum, aber eher bei Mädchen, die „hysterisch" reagieren und körperlich paradoxe Symptome zeigen; auch bei Essstörungen und nervlicher Überempfindlichkeit. „Normale" Phasen wechseln mit akuten Eskapaden, die durch Kleinigkeiten ausgelöst werden **Ignatia**
- Zustandsbild ähnlich wie bei Ignatia, aber mit aggressiver Reizbarkeit. Das Kind weiß nicht, was oder wohin es will. Andererseits möchte es Nestschutz haben und getragen werden wie ein Baby **Chamomilla**

Konstitutionstherapie in der Pubertät

Fallbeispiel Der 13-jährige Markus ist das mittlere von drei Kindern. Schon seit Monaten fällt den Eltern auf, dass er ruhiger ist und die Schulleistungen abfallen. Von der Schule erfährt man, dass er dort öfter fernbleibt. Zu Hause hat er für nichts Interesse als für das Fernsehen; auf seine Situation angesprochen, reagiert er mit Achselzucken. Er ist auch anfällig für Infekte und körperlich nicht leistungsfähig. Sport interessiert ihn nicht. Möglicherweise probiert er in der Disco, die zu seinem Lieblingsaufenthaltsort zählt, harte Psychodrinks und Marihuana („Gras"). Er bestreitet dies allerdings heftig. Die Eltern erhalten vom Psychologen die Diagnose „pubertäre Depression", eine Empfehlung für stimmungsaufhellende Medikamente und eine länger dauernde Gesprächstherapie. Sie wollen aber zunächst Homöopathie versuchen, weil sie damit schon gute Erfahrungen gemacht haben. Schon vor Jahren hat der Junge ein Mittel bekommen, das ihm bei Infekten und chronischen Nebenhöhlenentzündungen gut tat. Jetzt war das Versagen in der Schule im Vordergrund, das sich auch in seinen Träumen widerspiegelte. Daraus resultierten Frust und eine Flucht in die Scheinwelt der Disco. Aufgrund der Computerauswertung der gesamten Symptomatik verordnete ich dem Jungen homöopathisches Kobalt, das er im Laufe eines Jahres wiederholt erhielt. Dadurch wurde er zusehends stabiler und seine körperlichen Beschwerden heilten nach einer Akutreaktion aus. Heute, nach über sechs Jahren, ist er ein lebenstüchtiger junger Mann. Gerade in der Pubertät kann die homöopathische Konstitutionstherapie eine Krisensituation wieder ins Lot bringen.

Elektronische Verlockungen – das Thema Elektrosmog

Nicht erst größere Kinder werden von den Angeboten der Elektronik-Industrie in den Bann gezogen. Alles Elektrische erzeugt jedoch auch elektromagnetische Felder, die die Gesundheit stören können. Rechtzeitige Hilfestellungen sind wichtig, bevor die Spielsucht unbeherrschbar wird.

Elektrosmog ist nicht erst bei größeren Kindern ein Thema – je jünger sie sind, umso gefährlicher ist er.

Elektrosmog ausgleichen Wir sind zunehmend mit Elektrosmog konfrontiert. Natürliche Belastungen wie Erdstrahlen, die vor allem beim Schlafplatz berücksichtigt werden sollten, treten gegenüber künstlich erzeugten elektromagnetischen Feldern immer mehr in den Hintergrund.

Wodurch Elektrosmog erzeugt wird und worauf zu achten ist

- Grundsätzlich erzeugt jedes mit Strom betriebene Gerät ein Magnetfeld
- Vorsicht bei Elektrogeräten (Radiowecker, Fernsehapparat) im Schlafzimmer
- Handys – für Kinder nur im Notfall und mit Freisprecheinrichtung
- Lassen Sie Ihr Handy nicht in unmittelbarer Nähe Ihres Kindes im Kinderwagen
- Schnurlostelefone erzeugen meist ähnlich starke Magnetfelder wie Handys
- Am anfälligsten für Elektrosmog sind Gehirn und Ohren. Ohrgeräusche sind eine rasch zunehmende Erscheinung der Elektronik-Ära

Nicht allein Elektrosmog ist schädlich. Die Reizüberflutung der Sinne muss dosiert werden – je jünger das Kind ist, umso mehr. Ansonsten drohen nervöse Störungen und Schlafprobleme, da die für Erwachsene problemlosen Bildwechsel beim Fernsehen von kleinen Kindern noch nicht verarbeitet werden können.

Mit der Sexualität umgehen lernen

Vermitteln Sie Ihren Kindern ein natürliches Verhältnis zur Sexualität als Teil des Lebens.

Für Mädchen ebenso wie für Jungen gilt, dass rechtzeitige Aufklärung und einfühlsame, vertrauensbildende Gespräche eine wichtige Basis für die gesunde und befriedigende Entwicklung der Sexualität sind. Zusätzlich ist gegen so manches Problem auch ein homöopathisches Kraut gewachsen.

Homöopathische Behandlung

Bei Regelschmerzen:

- Akute Krämpfe im Bauch mit der Neigung, sich zusammenzukrümmen. Anfallartige Schmerzen — **Magnesium phos.**
- Zustandsbild ähnlich wie oben, aber mit Ausstrahlung der Schmerzen in die Oberschenkel — **Viburnum**

Siehe auch Seite 149.

Verhütung

Maximale Sicherheit durch die Einnahme von Hormonen hat den Preis, dass die Gesundheit leidet. Wie man seit einiger Zeit weiß, sind

Hormonpräparate – und die Pille ist ein solches – krebserregend und schädlich.

Was ebenso wichtig ist wie Verhütungsmittel:

- Aufklärung und Gespräche
- Auch Mädchen sollten wissen, wie „mann" ein Kondom richtig anwendet
- Es gibt harmlosere Verhütungsmittel als Hormone, die ebenfalls sicher sind: Ein Kondom, richtig verwendet, schützt auch vor sexuell übertragbaren Krankheiten. Schärfen Sie Ihrem Kind ein, ohne Kondom nie leichtfertig Sex zu haben!
- Lokal angewendete Hormonpräparate zu verwenden – auch in Ringform –, ist besser, als Hormone zu kleben oder zu schlucken

Homöopathische Hilfestellungen

Für Mädchen und Jungen:

- Neigung zu übermäßiger Onanie – auch bei kleineren Kindern oder in der Frühpubertät –, die mit Unkonzentriertheit einhergeht. Dabei allzu energiereiche und stark gewürzte Ernährung reduzieren **Bufo rana C 12**
- Zustandsbild ähnlich wie oben, aber eher mit depressiver Verstimmung und der Tendenz, sich abzusondern. Dabei Probleme mit anderen Kindern, Schulprobleme durch Überforderung sowie Gereiztheit, wenn das Kind auf die Probleme angesprochen wird **Natrium muriaticum**
- Bei Schwäche und Neigung zu Kopfschmerzen, verbunden mit einem Wachstumsschub oder in der Frühpubertät. Abneigung gegen Sport aufgrund körperlicher Trägheit **Acidum phos.**

Zur Selbstverantwortung hinführen: der Arzt als Partner

Kinder sollten früh genug einen Arzt als Partner und Berater haben. Sie sollten ihn nicht nur dann aufsuchen, wenn es brennt, sondern im Sinne der Gesundheitsvorsorge und Begleitung in ihrem Leben konsultieren. Dabei ist das Modell des „guten alten Hausarztes" immer noch das menschenfreundlichste.

Die ideale Kombination ist ein Hausarzt mit dem Repertoire der „sanften Medizin" als Begleiter. Die Methoden der natürlichen Heil-

Mit den Ärzten ist es wie mit allen anderen Berufen auch: Es gibt gute Schuster, Tischler und Maler. Ob jemand gut ist, erkennt man an seinen Werken.

verfahren sind eine Sache; die Anwender derselben eine andere. Vom Handaufleger bis zum Arzt für Naturheilverfahren gibt es mittlerweile eine ganze Palette von Heilkundigen. Unsere Medizin ist ein so riesiges Wissensgebiet geworden, dass kaum jemand auch nur annähernd alle Fachgebiete überblicken kann. Es gibt neben dem Allgemeinmediziner viele Therapeuten und auch Fachärzte. Zunächst sollten Sie aber einen Menschen haben, den Sie als Vertrauensperson für Ihre Entscheidungen heranziehen können – und für die Ihres Kindes.

Kriterien zur Auswahl des richtigen Arztes

- Der Arzt muss menschlich zu Ihnen und Ihrem Kind passen
- Er muss vertrauenswürdig sein
- Er muss qualifiziert sein

Nur wenn diese Hauptkriterien erfüllt sind, ist es sinnvoll, weitere Überlegungen anzustellen.

Die beiden ersten Punkte sind nicht durch Diplome zu belegen. Beim dritten Punkt, der Qualifikation, ist es einfacher. In den meisten europäischen Ländern gibt es Diplome für komplementäre Medizin und ihre Therapierichtungen, zum Beispiel Homöopathie, Akupunktur, Manuelle Medizin etc.

Willst du etwas wissen, so frage keinen Gelehrten, sondern einen Erfahrenen.

Erfahrung steht höher als der Titel Die meisten Menschen sind „anfällig für Titel". Auch der Arztfrau tut es beim Einkaufen gut, in der Boutique als „Frau Medizinalrat" angesprochen zu werden. Obwohl mancherorts noch gern praktiziert, stammen Titel wie „wirklicher geheimer Medizinalrat" aus der Zeit Kaiser Wilhelms. Für eine gute Behandlung Ihres Söhnchens oder Töchterchens ist der Titel aber weit weniger ausschlaggebend als die Erfahrung eines Arztes.

Diagnose vor Therapie Auch in der sanften Medizin ist es unabdingbar, vor der Therapie zu einer Diagnose zu kommen. Es ist unprofessionell, irgendein Mittel zu verordnen, bevor nicht geklärt ist, um welches Leiden es sich handelt. Auch Antlitz-, Iris- oder Pulsdiagnose allein sind zu wenig. Ein kinesiologischer Muskeltest oder ein Apparat zur Testung von homöopathischen Mitteln ist eine Unterstützung, allein aber nicht ausreichend. Natürlich können nicht alle Diagnosen sofort oder hundertprozentig gestellt werden, aber bevor behandelt wird, müssen alle konventionellen und zusätzlichen Diagnosemöglichkeiten ausgeschöpft werden. Letztlich hat „Behandlung" mit „Hand" zu tun, also sollte jeder Patient auch körperlich gründlich untersucht werden.

Klasse statt Kasse Die staatliche Sozialversicherung beschränkt ihre Leistungen auf das Allernotwendigste – daraus resultiert ein Faktor Z (wie Zeit) von durchschnittlich vier Minuten pro Patient. Klar, dass Zeit für eine homöopathische Krankengeschichte hier nicht drin ist. Sie können daher auf Krankenschein keine Qualität im Sinne der Komplementärmedizin erwarten, da diese im Kassenkatalog nicht aufscheint.

Den Arzt als Vertrauensperson aufbauen Kennt Ihr Hausarzt Ihre Familie und Ihre Kinder, bringt dies mehr als teure Apparate. Der Apfel fällt nicht weit vom Stamm – viele Schwächen der Eltern werden den Kindern übertragen. Erziehen Sie Ihr Kind dazu, sein Verhältnis und seinen Umgang mit Ihrem Arzt selbst in die Hand zu nehmen.

Warum soll es in der Heilkunst anders sein als bei anderen Künsten? Qualität hat ihren Preis, deshalb ist Sparen bei der Gesundheit Sparen am falschen Platz.

Die nicht mehr kleine Persönlichkeit auf den Lebensweg entlassen

Früher sprach man von drei wichtigen Persönlichkeiten für die Entwicklung eines Kindes: Den Seelsorger, den Lehrer und den Arzt. Wenn Sie heute für Ihr Kind drei gute Vertreter dieser Instanzen haben, sollte nicht viel schief gehen. Zu den Eltern selbst sollte die Vertrauensbasis, die Sie über Jahre aufgebaut haben, immer erhalten bleiben. Dann ernten Sie die Früchte des Baumes, den Sie so lange gepflegt haben, indem die Persönlichkeit zu ihrer Reife gelangt.

13 Charakteristika und Hauptanwendungen homöopathischer Mittel – Globuli speziell für Kinder

Die Natur schafft von dem, was möglich ist, immer das Beste Aristoteles, 384–332 v. Chr.

ABC
Neue, aus der französischen Homöopathie stammende Nosode (auch Oscillococcinum genannt) für Anfangsbeschwerden, die der Grippe ähneln, aber mehr den HNO-Bereich betreffen.

Abrotanum
Für appetitlose, blutarme Kinder, die schlecht gedeihen. Bei Neigung zu Nasenbluten und Drüsenschwelllungen.

Acidum phosphoricum
Bei raschem Wachstum bei Kindern mit Schwäche, Unlust, Kopfschmerzen und Neigung zu Durchfällen. Pubertätsmittel.

Aconitum
Wichtiges Akutmittel – bei Beschwerden als Folge von eisigem Wind, Sturm oder Schreck, bei hoch akuten Folgen, Fieber mit Unruhe und Todesangst.

Aethusa cynapium
Mittel bei Stillproblemen – heftiges, plötzliches Erbrechen der Milch, danach Erschöpfung und gleich danach wieder Hunger.

Agaricus muscarius
Der Fliegenpilz passt zu Hirnschwäche und nervösen Beschwerden. Er ist das erste Mittel bei ADSL.

Ammonium muriaticum
Der Salmiak eignet sich für Atemwegsbeschwerden bei dicklichen Kindern, für Husten, Heiserkeit und Schnupfen mit Frösteln und Schwäche.

Antimonium crudum
Bei Magenproblemen, die eine dick weiß belegte Zunge verursachen. Bei Kindern oft für Haut- und Schleimhautprobleme geeignet.

Antimonium tartaricum
Der Brechweinstein wirkt bei Husten und asthmatischen Beschwerden mit viel Schleim, Brechwürgen und Schwäche mit nächtlicher Verschlechterung der Beschwerden.

Apis
Für geschäftige und hitzige Kinder, die man mit Bienen vergleichen könnte. Auch bei Halsbeschwerden mit Fieber ohne Durst.

Arnika
Erstes Mittel bei Verletzungen, Blutungen und Blutergüssen, wobei das Kind die Hilfe trotz intensivem Leiden zurückweist. Beschwerden infolge von Überanstrengung.

Arsenicum album
Bei schweren Krankheiten, die an eine Arsenvergiftung erinnern – akute Lebensmittelvergiftung, Erbrechen, Durchfall, Frösteln und große Schwäche mit Angst.

Arum triphyllum
Bei Halsschmerzen und Heiserkeit mit rauem Gefühl in Hals und Mund, rissigen Lippen und Schleim im Hals.

Belladonna
Bei rot glühendem Körper wie beim Vollbild des Scharlachs – hoch akuter Beginn, Erbrechen, glühende Hitze und trockener, brennender, roter Hals.

Bellis perennis
Das Gänseblümchen leistet homöopathisch gute Dienste bei Prellungen, Weichteilverletzungen und kleinen oberflächlichen Blutungen. Außerdem unterstützend bei Regelschmerzen.

Berberis
Die Berberitze oder der Sauerdorn ist das Nieren- und Lebermittel für „saure“ Gemüter und ein Mittel gegen Blasenbeschwerden.

Bryonia
Geeignet, wenn Ärger der Verursacher für Husten, Fieber und Rippenfellentzündungen ist, wo jede Bewegung und auch die mütterliche Zuwendung stört.

Bufo rana
Pubertätsmittel bei sexueller Übererregtheit, verbunden mit Leistungsschwäche und Schulproblemen.

Calcium carbonicum Hahnemanni
Das Konstitutionsmittel für schwammige, verlangsamte und spät entwickelte Kinder – auch bei Zahnungs-, Verdauungs- und Wirbelsäulenproblemen bei einer Grundstimmung von Niedergeschlagenheit.

Calcium phosphoricum
Die schlankere und sensible Weiterentwicklung von Calcium carbonicum. Geeignet in der Streckungsphase der Entwicklung bei blassen, blutarmen, schwächlichen Kindern. Sie mögen Ungesundes: Gewürztes, Salziges, Wurst und Speck, sind verfroren und empfindlich gegen Luftzug und entwickeln dabei leicht Kopfschmerzen und Schlafstörungen.

Calcium fluoratum
Die Fluorkomponente passt zu hageren, eher hitzigen Kindern mit Knochen- und Zahnungsproblemen. Bei Verlust der Elastizität, Drüsenverhärtung und Entwicklungsverzögerung.

Calendula
Die Ringelblume ist bei Abschürfungen das erste Mittel. Im psychischen Bereich wird sie angewendet bei Empfindlichkeit gegen Annäherung und Kritik.

Camphora
Der Kampferbaum ist das Symbol für Schwäche durch Säfteverlust. Kampfer in Tinkturen oder Salben wirkt jedoch als Gegenmittel für homöopathische Arzneien; daher kampferhältige Einreibungen nicht gleichzeitig mit Globuli anwenden.

Cantharis
Die Spanische Fliege ist ein hoch giftiger Käfer, der früher als Aphrodisiakum verwendet wurde. Bei Kindern erstes Mittel bei heftigen Blasenschmerzen, eventuell mit blutigem Harn.

Carbo vegetabilis
Dies ist ein Akutmittel bei plötzlichem Kreislaufversagen im Rahmen eines Schocks, wenn dem Kind eisig kalt ist und es trotzdem frische Luft will.

Causticum
Der Ätzkalk ist ein so genanntes Polychrest – ein Mittel mit großem Anwendungsgebiet. Es wirkt bei akuten Halsschmerzen und allen Beschwerden, die mit Lahmheit verbunden sind: bei einem gelähmten Augenlid, bei Lähmung der Muskeln und Blasenschwäche. Die Symptome, bei denen Causticum wirkt, gehen häufig mit Überempfindlichkeit gegen Kritik und Ungerechtigkeit einher.

Chamomilla
Die Kamille ist das erste Mittel bei nervösen Kindern, die getragen werden wollen, aber trotzdem unleidlich und durch nichts zu beruhigen sind. Zahnungsbeschwerden, Bauchschmerzen und psychische Probleme sind typische Anzeigen.

Chelidonium
Das Schöllkraut ist ein großes Lebermittel. Es wirkt bei Verdauungsproblemen mit hellem, weichen Stuhl nach Diätfehlern oder unterstützend bei Hepatitis.

China
Ein Polychrest – bei akutem Fieber mit Schwäche und Bauchbeschwerden, Drüsenschwellung und schwankender Temperatur.

Chloralum
Bei Atemnot, bevor ein chemisches Spray eingesetzt werden muss. Oft bei allergischem Asthma oder Heuschnupfen.

Colocynthis
Die Bittergurke passt zu akuten Bauchbeschwerden wie bei Blinddarmreizung. Symptome sind Zusammenkrümmen, Unruhe und anfallartige Schmerzen, die durch Wärme besser werden. Ärger ist ein häufiger Auslöser der Symptome.

Cocculus
Bei Beschwerden infolge von Schlafentzug oder Zeitverschiebung. Es zeigen sich Müdigkeit, Schwindel und Schwäche; dies ist ein wichtiges Urlaubsmittel.

Coffea
Bei Überreiztheit wie nach Kaffeegenuss – bei Kindern geeignet gegen Einschlafstörungen und Übererregtheit.

Cuprum
Ein Krampfmittel ersten Ranges. Es wirkt generell bei Verkrampfung, bei Aufstoßen, Schluckauf und Muskelkrämpfen, auch bei krampfartigem Husten, eventuell mit Atemnot. Wichtig bei Fieberkrämpfen.

Drosera
Erstes Mittel bei Keuchhusten oder ähnlichen Hustensymptomen – krampfartiger Husten mit Atemnot und mehr oder weniger Schleim.

Dulcamara
Bei Krankheiten, die verursacht werden durch feuchte Kälte, kalte Füße oder Durchnässung. Dadurch treten Schnupfen, Husten und Gliederschmerzen auf; bei missmutiger Stimmung.

Eupatorium perfoliatum
Das erste Mittel bei schwerer Brustgrippe – Husten, Fieber und Gliederschmerzen –, bei viel Durst und akutem Verlauf.

Eupatorium purpureum
Bei milden Infektsymptomen – Schnupfen, Halsbeschwerden oder wenn das Urinieren mühsam ist. Auch zur Ausheilung nach akuter Krankheit sehr bewährt.

Euphorbium
Das Zustandsbild der Wolfsmilch ist gekennzeichnet durch dicken Schleim in Atemwegen und Nase. Bei Infekten mit starker Schleimbildung.

Euphrasia
Der Augentrost passt zu aggressiven Beschwerden der Augen – Brennen und Röte der Augen, Lichtscheu und verschiedene Begleiterscheinungen.

Ferrum phosphoricum
Das erste Mittel bei Fieber. Wechselndes Fieber oder sehr hohe Temperatur, entweder ohne Beschwerden oder mit grippeartigen Symptomen. Mit Ohrenschmerzen, Husten oder Durchfall.

Gelsemium
Typisch für Kopfgrippe, wobei das Kind benommen wirkt. Verlangsamte Reaktionen, Lichtscheu, Kopfschmerzen bis hin zur Gehirnhautentzündung. Akutmittel gegen Lampenfieber und Prüfungsangst.

Hepar sulfuris
Bei Infekten, wenn die Schleimabsonderungen gelb werden. Ein Mittel gegen chronische Beschwerden mit Eiterungen, wenn der Patient sehr verfroren und eher reizbar ist.

Hyosciamus
Das Bilsenkraut passt zu nervösen Störungen und nächtlichem Husten bei eher blassen Typen.

Hypericum
Das erste Nervenmittel, wenn das Kind überempfindlich ist. Akutmittel bei Verletzungen der Nerven – z. B. beim eingeklemmten Finger –, auch bei chronischen Leiden, wenn eine nervöse Überempfindlichkeit vorhanden ist.

Ignatia
Das Mittel der großen Widersprüche: bei Übelkeit mit Hunger oder wenn Trost nicht hilft. Alles ist konträr und „hysterisch“. Bei akutem Kummer oder Kränkung als erste Hilfe, vor allem bei Mädchen.

Influenzinum
Die Grippenosode sollte beim ersten Beginn eines Infektes gegeben werden, wenn folgende Symptome vorhanden sind: Schwäche, Frösteln, Gliederschmerzen und Schnupfen – man fühlt, dass eine Grippe im Anzug ist, vor allem durch Ansteckung.

Ipecacuanha
Bei schleimigem Husten, Atemnot durch Anstrengung, Brechreiz oder Erbrechen von Schleim durch Husten. Bei selbstbewussten und ehrgeizigen Kindern.

Iris versicolor
Bei Kopfschmerzen oder Migräne mit saurem Erbrechen und Übelkeit.

Lachesis
Ein großes Mittel, bei dem psychisch oft Eifersucht zu finden ist. Konkurrenz zwischen Kindern beispielsweise verursacht Krankheit – Halsschmerzen, Fieber und Infekte.

Kalium chloratum
Bei Folgen von Impfungen mit Hautausschlägen, auch bei Husten, HNO-Beschwerden und Halsweh.

Ledum
Das erste Mittel bei Stichverletzungen – Nadel- und Insektenstichen. Oft in Kombination mit Apis.

Lycopodium
Ein Polychrest – großes Leber- und Stoffwechselmittel.

Magnesium phosphoricum
Bei krampf- und anfallartigen Schmerzen, die durch Druck und Zusammenkrümmen besser werden.

Magnesium sulfuricum
Das erste Mittel bei schmerzlosem Durchfall verschiedenster Ursache. Nach Rumoren im Bauch kommt es zu schwallartiger Entleerung.

Medusa
Die Qualle ist bei Quallenverletzungen als erstes Mittel einzusetzen. Ansonsten wirkt sie bei Allergien mit heftigem Brennen oder Jucken und einem Hautausschlag, der jenem bei Quallenberührung ähnelt.

Mercurius solubilis
Bei Kindern das erste Mittel bei schweren und eitrigen Halsentzündungen, wo üblicherweise ein Antibiotikum verordnet wird. **Nur mit ärztlicher Kontrolle einzusetzen!**

Myristica
Das „homöopathische Messer" – bei Abszessen und Eiterungen zur Förderung der Reifung, um den Durchbruch zu erreichen.

Natrium muriaticum (= Natrium chloratum)
Kochsalz ist ein großes Mittel bei chronischen Beschwerden. Geeignet für Krankheiten bei Kindern infolge von Kränkung oder Überanstrengung. Dadurch kommt es zu Fieber, Kopfschmerzen und HNO-Beschwerden, wobei der kleine Patient zwar umsorgt werden will, dies aber nicht zeigt und eher mürrisch reagiert.

Nux vomica
Die Brechnuss passt zu akuten Magenproblemen infolge von übermäßigem Essen oder psychischen Problemen. Bei reizbaren und hektischen Naturen.

Okoubaka
Geeignet für leichte Verdauungsbeschwerden infolge von unverträglichem Fett oder Umstellung im Urlaub. Bei Frösteln, leichter Übelkeit und weichem Stuhl – mit dem Mittel kann ein Fortschreiten der Beschwerden verhindert werden.

Opium
Bei akuten Situationen – z. B. Blitzschlag oder Vergiftung. Bewusstlosigkeit oder mangelndes Ansprechen auf Reize sind die Hauptsymptome.

Petroselinum
Gegen akute Reizblase mit blitzartigem Harndrang, wobei der Harn nicht auffällig verändert ist.

Phosphor
Ein Polychrest – als Akutmittel oft bei Störungen infolge von Überanstrengung einzusetzen. Bei Übelkeit, Schwäche, Erbrechen, Husten und vielfältigen anderen Beschwerden.

Phytolacca
Bei Halsschmerzen mit Drüsenschwellung, wenn die Beschwerden durch kühle Getränke besser werden.

Plantago major
Erstes Mittel bei Zahnschmerzen.

Podophyllum
Bei heftigem Durchfall und Bauchbeschwerden, auch beim Zahnen; für heftigere Symptome als bei Chamomilla.

Pulsatilla
Bei Hals- und Ohrenbeschwerden, Magenproblemen und vielen anderen Beschwerden für Mädchen, bei denen die Tränen locker sitzen.

Pyrogenium
Erstes Mittel bei Schüttelfrost. Bei Krankheiten durch verdorbenes Fleisch oder bei Lebensmittelvergiftung, auch am Beginn einer Grippe.

Quillaya
Erstes Mittel für den banalen Schnupfen – eine Dosis C 200 verhilft meistens dazu, den Schnupfen zu stoppen.

Rhus toxicodendron
Bei Muskel- und Gelenksbeschwerden nach Sport oder Erkältung. Alle Symptome verbessern sich durch Bewegung, das Kind kann nicht ruhig liegen. Auch bei Hautausschlägen verschiedener Ursache.

Ruta graveolens
Bei Glieder- und Gelenksbeschwerden durch Prellung, Zerrung oder Überdehnung, ähnlich wie bei Arnika, aber ohne Bluterguss.

Sabadilla
Gegen allergischen Schnupfen mit viel Niesen und Jucken in der Nase, bei anfallartigen Symptomen.

Scilla (= Squilla)
Bei Symptomen ähnlich wie bei Sabadilla, aber mehr Flüssigkeitsabsonderungen – wie beim Zwiebelschneiden – aus Nase und Augen.

Silicea
Für kleine und schwächliche, verfrorene und empfindliche Kinder; wird meist als Konstitutionsmittel verwendet.

Spigelia
Das Wurmkraut passt zu unruhigen, quirligen Kindern, die sich leicht überanstrengen. Gegen Ohrenschmerzen nach dem Baden oder infolge von Erkältung; bei unleidlichen Patienten ähnlich wie bei Chamomilla.

Spongia
Bei hartem, trockenen und unaufhörlichen Husten unterschiedlichster Ursache.

Staphisagria
Für empfindliche Kinder, die aufgrund von Ermahnung leicht krank werden. Erstes Mittel bei Gerstenkörnern im Auge.

Sticta pulmonaria
Hartnäckige Verstopfung der Nase mit wenig Absonderung, eventuell mit Husten.

Sulfur
Großes Reaktionsmittel und Polychrest, das nur nach genauer Arzneiwahl vom Arzt eingesetzt werden sollte.

Symphytum
Der Beinwell ist für alle Knochen- und Gelenksprobleme wichtig. Zur Unterstützung der Heilung nach Knochenbrüchen gebe man 1 × täglich eine Dosis C 6, solange der Gips getragen wird.

Tabacum
Ein Mittel gegen Reisekrankheit mit Übelkeit wie nach der ersten Zigarette.

Thuja occidentalis
Gegen Immunschwäche und die mit ihr zusammenhängenden Beschwerden, auch nach Impfungen und bei Beginn einer Infektion; für verfrorene Typen.

Urtica urens
Die Brennnessel passt zu Hautausschlägen und Allergien, die juckende oder brennende Symptome erzeugen.

Veratrum album
Bei akuter Kreislaufschwäche mit kaltem Stirnschweiß und Zusammenbrechen, auch in Verbindung mit der Mensis.

Verbascum
Gegen Nervenschmerzen im Gesicht durch Kälte oder andere Auslöser.

Viburnum
Bei Regelbeschwerden, die vom Bauch auf die Oberschenkel ausstrahlen.

Vincetoxicum
Gegen Kopfgrippe, wobei die Schmerzen oben am Kopf oder im Genick sitzen. Bei Schwäche und Gliederschmerzen mit Schnupfen.

Viola tricolor
Eines der Hauptmittel bei Milchschorf oder schuppenden Krankheiten, vor allem am Kopf.

Zincum metallicum
Polychrest mit Bezug zu den Nerven. Geeignet für den Zappelphilipp, der nicht ruhig sitzen kann.

14 Notfälle und Akutsituationen meistern – die homöopathische Notfallapotheke

Den Feuerlöscher nicht erst dann kaufen, wenn das Haus brennt!

Bei Notfällen richtig reagieren

Allgemeines

- Keine Panik, auch wenn es momentan nach einer Katastrophe aussieht
- Sich beruhigen – die Lage in Augenschein nehmen
- Das Wichtigste zuerst tun
- Die ABC-Regeln der ersten Hilfe beachten (siehe Seiten 133, 192)
- Die Rettung lieber zu früh als zu spät anfordern; bis dahin sollte man homöopathisch unterstützen
- Erstes Mittel bei jedem Unfall: Arnika C 200

Der homöopathische Notfall

Die homöopathische Notfallapotheke ist ein Feuerlöscher – daher immer mitnehmen!

Panischer Anruf einer besorgten Mutter: „Eben hat mein Kleines ein ganzes Fläschchen Globuli auf einmal gegessen. Was passiert jetzt, ist es vergiftet?" Ich persönlich war immer schon gegen Zehn-Gramm-Fläschchen – damit kann man einen ganzen Wohnblock versorgen.

Kinder lieben Globuli ob ihres süßen Geschmacks – daher für sie immer unerreichbar aufbewahren!

Die Antwort ist einfach – es passiert nichts. Die Mutter hat den Schock ihres Lebens, das Kind ein ultimatives homöopathisches Süßeerlebnis. Ab C 12 ist in den Kügelchen physikalisch nichts mehr enthalten, auch darunter ist eine einmalige Gabe nicht gefährlich. Anders wäre es, wenn das Kind dreimal täglich eine Dosis einnähme, und das zwei Wochen lang. Dann würde es eine unfreiwillige Arzneimittelprüfung machen – siehe Kapitel 2, Seite 21. Im konkreten Fall war es so, dass das Kind zwei Stunden nach der Einnahme mit roten Wangen und heißem Gesicht fröhlich zu plappern anfing, was nach einer weiteren Stunde wieder aufhörte.

Anderen homöopathischen Pannen vorbeugen Worauf ich Sie hier hinweisen will, klingt banal, kann aber in der Praxis sehr mühsam werden. Was tun, wenn Sie Ihre Hausapotheke bei der Röntgenkontrolle

Es klingt banal, aber – alles schon mal da gewesen!

am Flughafen aufmachen müssen und die Schere entsorgt wird? Dies ist noch zu verschmerzen, aber es ist trotzdem gut, wenn die Pflaster bereits geschnitten und in der richtigen Größe einzeln steril verpackt sind, sodass die Schere notfalls entbehrt werden kann. Unangenehmer ist es, wenn ein australischer Zollbeamter die Holzschatulle bemängelt – weil in Australien Holzimporte unerwünscht sind. Noch kritischer wird es, wenn er auf einem der Fläschchen die Aufschrift „Opium" liest – wenn man das in einer Fremdsprache erklären muss, wird es möglicherweise eng.

Die Reiseapotheke

Inhalt der Haus- und Reiseapotheke

Erste-Hilfe-Set:

- Einweghandschuhe
- Pflaster in verschiedenen Größen, einzeln steril verpackt
- Haftbinden oder elastische Binden mit Befestigungsclips
- Dreiecktuch
- Sterile Aluminiumverbände für Brand- und andere Wunden
- Leicht abzureißendes Klebeband für den Allzweckgebrauch
- Schere und Pinzette, nach Möglichkeit aus Plastik (wegen der Flughafenkontrollen)
- Eingeschweißte Desinfektionstupfer
- Klebestreifen (zum Entfernen der Stacheln bei Seeigelverletzungen)
- Eine alte Kreditkarte oder Ähnliches (zum Abschaben von Quallententakeln)

Außerdem:

- Mini-Fieberthermometer oder Mess-Strip
- Arnika- und andere Verletzungssalben
- Melissenextrakt-Salbe gegen Fieberblasen
- Insektenschutz-Spray, Salbe oder Spray gegen die juckenden Mückenstiche
- Eventuell eine Zeckenzange
- Brandwunden-Gel
- Eventuell Insektenschutzstecker
- Eventuell Sonnenschutz
- Chlorella- oder Spirulinapresslinge oder -kapseln (zur Entgiftung, bei Durchfallerkrankungen)
- Ätherische Öle in Kleinphiolen, z. B. Lavendel oder Mischungen (gegen eine verstopfte Nase)
- Eventuell Malariaprophylaxe
- Eventuell eine steril verpackte Injektionsnadel (bei Fernreisen)
- Eventuell Klistier
- Eventuell Taschenlampe
- Dieses Buch und das Buch „Homöopathische Notfallapotheke" (siehe S. 207)

Globuli:
Ungefähr 12–70 Mittel je nach Reisetätigkeit oder Bedürfnis.

- Bei einem Meeresurlaub ist Medusa C 200 wichtig gegen Quallenverletzungen
- Auf der Opium-Phiole die Aufschrift „Opium" bis auf das O entfernen

Die homöopathische Minimal-Akutapotheke

Die 12 wichtigsten Mittel für Akutfälle und Verletzungen

Aconitum	C 200
Apis	C 12
Arnika	C 200
Belladonna	C 12
Calendula	C 200
Chamomilla	C 200
Colocynthis	C 12
Dulcamara	C 200
Ferrum phos.	C 12
Hypericum	C 200
Nux vomica	C 200
Veratrum	C 12

Diese Mittel stellen eine Minimalausrüstung dar und sollten möglichst immer mitgenommen werden.

Erste Hilfe bei Unfällen und Verletzungen von A bis Z

Bei jedem seelischen Schock oder Schreck das Kind urinieren lassen – dieses altbewährte Rezept beruht auf der Beobachtung, dass die Niere das erste Organ für die Angstverarbeitung ist.

Hinweis Eine umfassendere Lektüre zum Thema Notfälle bietet das von mir verfasste Buch „Homöopathische Notfallapotheke – Selbsthilfe in Akutfällen".

Abschürfung

Typische Ursache: Sturz vom Fahrrad oder Unfall mit dem Skateboard; eine Abschürfung tritt immer dann auf, wenn „mit der Haut gebremst wird". Dabei mischen sich blutende Anteile mit leichten

Ringelblumen-(Calendula-) oder Arnikatinktur nicht für die Wundversorgung verwenden, sondern nur in Form der Globuli.

Verbrennungen, wobei mehr oder weniger starke Blutungen und Gewebedefekte auftreten. Ausgefranste Wunden müssen zunächst gut mit Wasser gespült werden, um alle Erdreste oder Steinchen zu entfernen. Dann desinfizieren, am besten mit nicht brennenden, flüssigen Präparaten. Keinen Puder auf Wunden aufstreuen! Alkoholische Pflanzen-Urtinkturen brennen und können allergische Reaktionen auslösen, was mehr schadet als nützt!

Homöopathie: Erstes Mittel **Calendula**
Bei starker Blutung zunächst **Arnika**
Bei Gelenksbeteiligung und Knochenproblemen anschließend 2 × täglich 2 Wochen lang **Symphytum C 6**
Bei minimalen Blutungen **Bellis perennis**

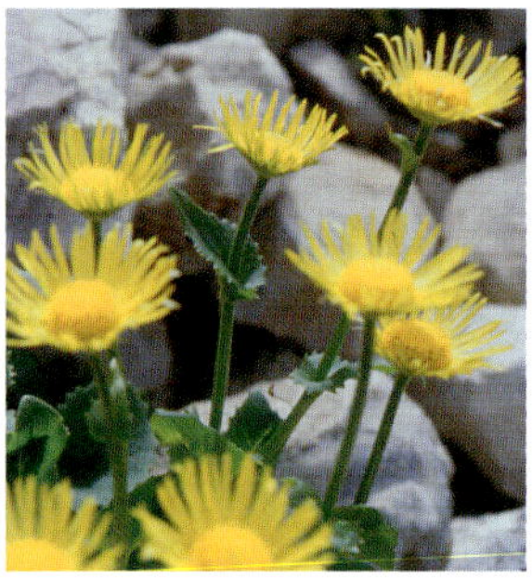

Arnika

Achtung! Knieverletzungen nach einem Sturz können heimtückisch sein. In der Selbstbehandlung wird oft nur die Oberfläche versorgt und dabei übersehen, dass die Wunde bis ins Gelenk reicht und die Kniescheibe oder ein anderer Knochen gebrochen ist. Hier sind Röntgen, Arzt und chirurgische Versorgung vonnöten, begleitend nimmt man natürlich die passenden Globuli.

Augenverletzung

Das „blaue Auge" mit starken Schmerzen ist für Arnika typisch. Bis zur ärztlichen Versorgung kühle Umschläge auflegen.
Homöopathie: **Arnika**

Bänderzerrung

Zerrungen der Bänder können äußerst schmerzhaft sein. Es ist sinnvoll, abzuklären, ob nicht ein Teilriss eingetreten ist.
Homöopathie: Erstes Mittel **Ruta**
Nach einer Kältepackung Salben mit den homöopathischen Inhaltsstoffen Arnika, Symphytum und Hypericum auftragen, wenn die Haut unversehrt ist.

Bewusstlosigkeit

Zunächst die übliche Erste-Hilfe-Leistung nach der ABC-Regel: **A**temwege freimachen, **B**eatmen, **C**irculation in Gang bringen.
Homöopathie: Bei Unruhe und Todesangst, drohender oder eingetretener Bewusstlosigkeit **Aconitum**
Anschließend beim Zustand von Scheintod oder Bewusstlosigkeit mit Blauverfärbung der Lippen **Opium**
Bis zum Eintreffen der Rettung Wiederbelebung nach den Regeln der

ersten Hilfe vornehmen – der Besuch eines Kurses ist jedem Elternteil dringend anzuraten!
Bei Atemstillstand: Beatmung mit nach hinten gebeugtem Nacken, etwa in Ihrem eigenen Atemtempo. Ist auch kein Puls zu fühlen (Halsschlagader), liegt der Verdacht auf Herzstillstand nahe und eine Herzmassage ist angezeigt.
Herzmassage: Auf festem Untergrund in Rückenlage bei größeren Kindern mit dem Handballen auf die Brust drücken, zirka 80 × pro Minute. Bei Säuglingen mit seitlich an den Brustkorb angelegten Händen die beiden Daumen in den Brustkorb eindrücken.
Herzmassage und Beatmung im Wechsel: 30 Herzmassagen, dann 2 Beatmungen.
Siehe auch „Schock".

Globuli können auch einem Bewusstlosen in den Mund gegeben werden, im Gegensatz zu Flüssigkeiten!

Bienenstich

Siehe „Insektenstich".

Biss (Tierbiss)

Skorpion- und Schlangenbiss: Bissstelle ausdrücken. Bei Kindern kann das Skorpiongift ernste Folgen haben, daher ein Krankenhaus aufsuchen! Ähnliches gilt für Schlangenbisse.
Homöopathie: Bei bläulicher Verfärbung, starken Schmerzen, Übelkeit, Schweißausbrüchen und Panik erst **Ledum**, danach **Lachesis**

Blitzschlag

Erste Hilfe und homöopathische erste Hilfe wie unter Bewusstlosigkeit beschrieben.

Epilepsie

Plötzlicher Krampfanfall mit oder ohne Zungenbiss.
Homöopathie: erstes Mittel **Cuprum**
Außerdem intensiven Druck auf den Punkt zwischen der Mitte der Nase und der Oberlippe ausüben (siehe Skizze nächste Seite).
Die Heilung von Krampfkrankheiten ist mittels konstitutioneller Behandlung möglich.

Erfrierung, Unterkühlung

Bei starker Unterkühlung das Kind nicht erwärmen, in leichten Fällen nur sehr langsam.
Homöopathie: Bei Rötung, Schmerz und juckendem Brennen und Beißen **Camphora**
Bei stärkerer Gewebeschädigung, allgemeinem Frieren, aber Verlan-

gen nach frischer Luft **Carbo vegetabilis**
Bei Hautbrennen, starker Unruhe und Durst **Arsenicum album**

Gasvergiftung
Homöopathisch so behandeln, wie unter „Bewusstlosigkeit" beschrieben.

Gehirnerschütterung
Bei jeder Verletzung muss als erstes Mittel Arnika gegeben werden.

Gehirnerschütterung geht mit oder ohne Bewusstlosigkeit, Kopfschmerzen und anderen blutenden oder nicht blutenden Verletzungen einher. Eventuell Erbrechen; weigert sich der kleine Patient trotz Schmerzen, zum Arzt zu kommen, ist gerade dann ärztliche Abklärung besonders wichtig!
Homöopathie: Erstes Mittel **Arnika**
Details siehe Kapitel 11, Seite 117–120.

Gelenksverrenkung
Siehe „Verrenkung des Gelenks".

Hysterischer Anfall
Homöopathie: Durch emotionale Auslöser bedingte Panik, Schreien und paradoxe Reaktionen **Ignatia**
Siehe Kapitel 11, Seite 169–172.

Insektenstich
Jede Stichverletzung benötigt als erstes Mittel Ledum.

Zunächst den Stachel entfernen, die Wunde ausquetschen und desinfizieren.
Homöopathie: Erstes Mittel bei Bienen und Wespen **Ledum**
Bei Schwellungen, teigig weicher, blasser und heißer Wunde **Apis**

Kaktusverletzung
Klebeband auf die betroffenen Stellen kleben und die Stacheln vorsichtig entfernen; dies ist meist erfolgreicher als die Entfernung mit einer Pinzette. Danach desinfizieren.
Homöopathie: **Ledum**, anschließend **Calendula**

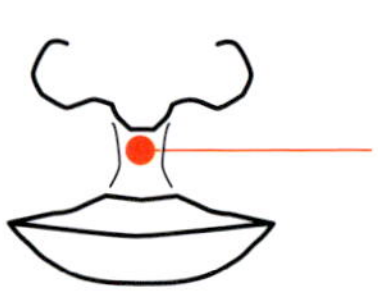

Kreislaufkollaps, „Zusammenbruch"
Homöopathie: Erstes Mittel bei plötzlichem Zusammenfallen, totenblassem Gesicht und kaltem Schweiß auf der Stirn **Veratrum**
Intensiven Druck auf den Punkt zwischen der Mitte der Nase und der Oberlippe ausüben.

Lippenverletzung

Bei Verletzung der Lippen infolge von Sturz oder Schlag: Reinigen und vorsichtig desinfizieren. Lippenverletzungen sind insofern heimtückisch, als innen tiefe Risse entstehen können, die man von außen nicht sieht. **Immer ärztlich begutachten lassen!**

Homöopathie: **Arnika**

Bei starker Schwellung anschließend **Arum triphyllum**

Muskelriss, Muskelzerrung

Homöopathie: Wenn kombiniert mit Blutergüssen, raschem Auftreten einer starken Schwellung und Schmerzen **Arnika**

Bei weniger Blutergüssen und mehr oberflächlichem Geschehen **Calendula**

Bei Behinderung der Bewegung die Verletzung kontrollieren lassen!

Nadelstich

Zunächst Desinfektion.

Homöopathie: Erstes Mittel **Ledum**

Tiefe Stichverletzungen, vor allem in tropischen Ländern, können Tetanus verursachen. Daher unbedingt den Impfschutz kontrollieren!

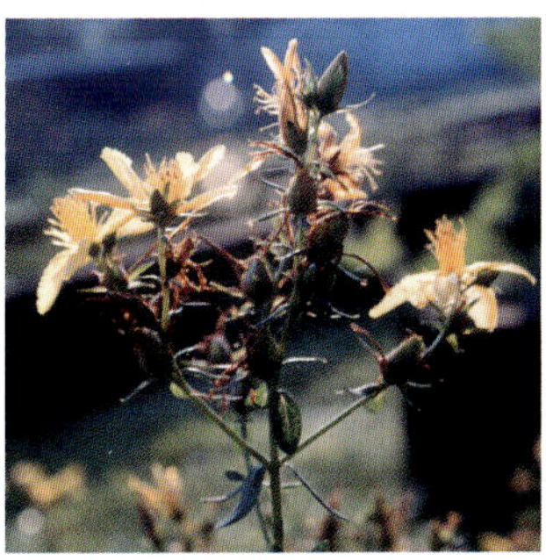

Hypericum

Nagelverletzung

Risse oder mechanische Beschädigungen des Nagels zunächst mit Wasser, dann mit einem Desinfektionsmittel reinigen und schließlich chirurgisch begutachten lassen.

Homöopathie: Als Soforthilfe bei Bluterguss, Blutungen am Nagel oder zerfransten Wunden am Nagel **Arnika**

Wenn Nagel, Finger oder Zehe durch eine Prellung oder Einklemmung beschädigt sind und empfindliche Nervenschmerzen auftreten **Hypericum**

Einen Bluterguss unter dem Nagel sollten Sie vom Arzt versorgen lassen, da sonst meist unangenehme Folgen auftreten.

Nervenzusammenbruch, Weinkrampf

Homöopathie: Erstes Mittel **Ignatia**

Siehe auch Kapitel 11, Seite 169–172.

Ohnmacht
Siehe „Bewusstlosigkeit" und „Schock".

Ohrverletzung
Verletzungen der Ohrmuschel müssen wie andere Wunden zunächst gereinigt und mit Desinfektionsmittel versorgt werden. Da man aber Knorpelverletzungen oder Verletzungen des Gehörganges als Laie nicht feststellen kann, ist **unbedingt ein Arzt aufzusuchen!** Dasselbe gilt für Blutungen aus dem Ohr.
Homöopathie: Erstes Mittel **Arnika**

Quallenverletzung
Die Tentakel mit einer scharfen Kante (Kreditkarte) oder Ähnlichem abschaben, Wunde mit viel Wasser auswaschen.
Homöopathie: **Medusa**
Anschließend bei Blasenbildung und Brennen **Cantharis**

Schnittverletzung
Homöopathie: Erstes Mittel **Staphisagria**
Glatte und unkomplizierte Schnitte, die gut desinfiziert wurden, sollten an sich problemlos heilen. Eine Gabe Staphisagria kann aber nicht schaden, nur nutzen.

Schock
Schock ist ein medizinischer Notfall – **die Rettung alarmieren!**
Schock ist gekennzeichnet durch schwachen, schnellen Puls, blasse, kalte Haut, eventuell Unruhe oder Teilnahmslosigkeit und drohendes Kreislaufversagen. Verursacht wird er durch Verletzungen, Verbrennungen, Blut- oder massiven Flüssigkeitsverlust.
Homöopathie: Bis zum Eintreffen der Rettung nach Unfällen
Arnika, dann **Veratrum** und **Carbo vegetabilis**
Von diesen Mitteln abwechselnd alle 10 Minuten 5 Globuli in den Mund geben.
Das Kind zudecken und Beine hochlagern, um Blut in den Körper zurückfließen zu lassen (jedoch nicht bei Atemnot oder Kopfverletzungen). Siehe auch „Bewusstlosigkeit".

Seeigelverletzung
Klebeband auf die betroffenen Stellen kleben und die Stacheln vorsichtig entfernen; dies ist meist erfolgreicher als eine Entfernung mit der Pinzette. Danach desinfizieren.
Homöopathie: **Ledum**, anschließend **Calendula**

Sehnenzerrung

Homöopathie: Erstes Mittel **Ruta**

Sonnenstich

Homöopathie: Erstes Mittel **Belladonna**

Stich

Insekten- und Nadelstich, Kaktus- und Seeigelverletzung: siehe dort.

Stromschlag

Siehe „Bewusstlosigkeit".

Sturz, Fall aus der Höhe

Achtung! Es besteht die Gefahr innerer Verletzungen, auch wenn das Kind nicht schwer verletzt aussieht und nur blass und müde ist. Vor allem bei einem Sturz auf den Rücken ist unbedingt eine Ultraschalluntersuchung zu machen, um innere Blutungen auszuschließen.

Homöopathie: Erstes Mittel bei Bluterguss und Wundheitsgefühl **Arnika**

Bei Hautwunden oder Abschürfungen **Calendula**

Bei Bissverletzungen muss auch an einen Impfschutz für Tetanus gedacht werden. Bei auffällig zahmen Tieren in freier Wildbahn ist Tollwut möglich.

Tierbiss

Siehe „Biss".

Unterkühlung

Siehe „Erfrierung".

Verbrennung, Verätzung

Homöopathie: Erstes Mittel **Causticum**

Bei Blasenbildung, intensivem Brennen und Röte der Haut **Cantharis**

Vergiftung

Die häufigsten Vergiftungen passieren mit Wasch- oder Spülmitteln, Lösungsmitteln etc. Bis zum Eintreffen des Notarztes höchstens den Mund ausspülen und Wasser trinken lassen. Erbrechen auszulösen ist nur bei Medikamenteneinnahme oder Tabak sinnvoll.

Verletzung allgemein

Homöopathie: Erstes Mittel **Arnika**

Lippen-, Nagel-, Ohr-, Schnitt-, Kaktus-, Quallen-, Seeigelverletzung: siehe dort.

Verletzung der Weichteile, Prellung, ev. mit Bluterguss **Arnika**

Bei minimalen punktförmigen, oberflächlichen Blutungen
Bellis perennis

Verrenkung des Gelenks

Homöopathie: Erstes Mittel **Ruta**

Weinkrampf

Siehe „Nervenzusammenbruch".

Wunde

Homöopathie:
Mit Blutung oder Bluterguss **Arnika**
Bei minimaler Blutung **Bellis perennis**

Zahn, ausgeschlagener

Homöopathie: Erstes Mittel **Arnika**
Ausgeschlagene Zähne können gerettet werden!
Was tun? Meist handelt es sich um die oberen Schneidezähne. Ist ein Zahn nur abgebrochen, sofort zum Zahnarzt gehen.
Ist der ganze Zahn ausgeschlagen, so schnell wie möglich zum Zahnarzt! Den Zahn mitnehmen: entweder in der in Apotheken erhältlichen Zahnrettungsbox (sie enthält eine Nährlösung) oder, notfalls, in Wasser oder Milch transportieren oder im Mund unter der Zunge lassen. Ein sofort wieder eingesetzter Zahn hat gute Chancen, das Trauma zu überleben und wieder einzuwachsen.
Als Unterstützung etwa 1 Woche hindurch 2 × täglich 5 Globuli
Symphytum C 12

Zeckenbiss

Kein Öl auftragen, das Tier nicht mit der Pinzette quetschen, sondern mit einer Zeckenzange entfernen. Danach Bissstelle desinfizieren.
Homöopathie: eine Dosis **Ledum**
Achtung! Zecken können zwei Krankheiten übertragen (Frühsommer-Meningoenzephalitis, kurz FSME, und Borreliose), wobei es gegen Borreliose keine Impfung gibt. **Bei grippeartigen Erscheinungen mit Hautausschlag nach einem Zeckenbiss unbedingt zum Arzt!**

Zerrung

Muskel-, Bänderzerrung: siehe dort.

Zusammenbruch

Siehe „Kollaps".

Nützliche Adressen und Links

www.walterglueck.at

Auf der Homepage von Dr. Walter K. Glück finden sich aktuelle Links und Angaben zu den diversen in diesem Buch genannten Präparaten und Herstellern.

Gesellschaften für Homöopathie

Deutschland

Deutscher Zentralverein homöopathischer Ärzte e. V.
ViSdP Christoph Trapp
Am Hofgarten 5, 53113 Bonn
Deutschland
Telefon: (+49) (0)228 63 92 30
Fax: (+49) (0)228 24 25 33-1
E-Mail: presse@dzvhae.de
www.homoeopathy.de

Natur und Medizin e.V.
Am Deimelsberg 36, 45276 Essen
Deutschland
Telefon: (+49) (0)201 563 05-70
Fax: (+49) (0)201 563 05-60
E-Mail: kontakt@naturundmedizin.de
www.naturundmedizin.de

Österreich

Verein für Homöopathie – Informationsplattform Komplementärmedizin
E.-Wilhelm-Ring 13, 2500 Baden
Österreich
Telefon: (+43) (01) 503 12 92
www.komplemed.at

Österreichische Gesellschaft für homöopathische Medizin
Mariahilfer Straße 110, 1070 Wien
Österreich
Telefon: (+43) (0)1 526 75 75
Fax: (+43) (01) 526 75 75-4
E-Mail: sekretariat@homoeopathie.at

Schweiz

SVHA – Schweiz. Verein homöopathischer Ärztinnen und Ärzte
Dorfhaldenstrasse 5, 6052 Hergiswil
Schweiz
Sekretariat: Frau V. Greising
Telefon: (+41) 630 07 60
Fax: (+41) 280 30 36
E-Mail: sekretariat@swiss-homeopathy.ch
www.swiss-homeopathy.ch

Hersteller homöopathischer Produkte

DHU – Deutsche Homöopathie-Union
Ottostr. 24, 76227 Karlsruhe
Deutschland
Postfach 41 02 80
76202 Karlsruhe
Telefon: (+49) (0)721 40 93 01
Fax: (+49) (0)721 40 93 263
www.dhu.de

Remedia Homöopathie – Mag. pharm. Robert Müntz GmbH
Hauptstraße 4, 7000 Eisenstadt
Österreich
Telefon: (+43) (0)2682 626 54-66
Fax: (+43) (0)2682 626 54-62
Skype: remedia-eisenstadt
E-Mail: hahnemann@remedia.at
www.remedia.at

Homeocur Dr. Leisser GmbH
Vinzenziplatz 10, 2070 Retz
Österreich
Telefon: (+43) (0)29 42 20 910
Fax: (+43) (0)29 42 20 910-20
E-Mail: office@homeocur.com
www.homeocur.com

Helios Homoeopathic Pharmacy
97 Camden Road
Tunbridge Wells
Kent TN1 2QR
United Kingdom
Telefon: (+44) (0)1892 53 63 93 (rund um die Uhr)
www.helios.co.uk

Stichwortverzeichnis

A

Abhärtung 67
Abschürfungen 185, 191
Absonderungen
– aus dem Ohr 129
– aus Nase und Augen 188
Abstumpfung 169
Abszesse 165–167, 187
ADSL 184
Ähnlichkeitsregel 21, 57
Akupressur 36, 37, 50, 98, 124, 138, 143, 145, 153, 157, 158
Alkohol 33
Allergien 81–85, 132, 187, 188
Allergietests 83
Allergischer Schnupfen siehe Schnupfen
Allopathie 23, 24
Aloe vera 18
Aloe-vera-Cocktail 65
Amalgam 71–73
Anfall, hysterischer 194
Angst 169, 171
Angststörungen 171
Anis 18
Anspannung 109
Antibiotika 77, 78
Aphten 130
Appetit 116
Appetitlosigkeit 184
Arzneimittelausschlag 163
Arzneimittelfindung 113–115
Arzneimittelprüfung 21, 22, 27
Arzt als Vertrauensperson 181–183
Aspirin 13
Asthma 11, 12, 18, 74, 81, 82, 84, 91, 139, 140, 184, 185
Atemnot, Atemnotfälle 185, 186, 133, 134
Atemstillstand 193
Atemwegsbeschwerden 184
Ätherische Öle siehe Öle
Atmung 106, 107
Aufmerksamkeitsstörung 172
Aufregung 112
Aufstoßen 186
Augenbeschwerden 125, 126, 186
Augentrost 18
Augenverletzung 192
Ausfluss 150
Ausgeschlagener Zahn siehe Zahn
Ausheilen von Krankheiten siehe Rekonvaleszenz
Ausschlag siehe Hautausschlag
Austrocknung bei Säuglingen 143, 146
Ayurveda-Pflanzen 38, 65, 110, 134, 145, 148

B

Bambuspflaster 151, 155
Bänderzerrung siehe Zerrung
Bärentraube 18
Barfußlaufen 67
Bauchbeschwerden 187
–, unklare 144, 145
Bauchschmerzen 141–143, 185
Belegte Zunge siehe Zunge
Beobachtung 24, 25, 113, 114, 116, 173, 174
Beschwerden, nervöse 184
Besserungszeichen 116
Bettnässen 110, 153
Bewegung 94, 98–101
Bewegungsunlust 99, 100
Bewusstlosigkeit 187, 192
Bienenstich 194
Bier, August 83
Bingen, Hildegard von 12
Biss 193
Blähungen bei Säuglingen 40
Blasenbeschwerden 151–154, 185
Blasenschwäche 153
Blasentee 151, 153
Blinddarmreizung, Blinddarmentzündung 114, 143, 185
Blitzschlag 193
Blutarmut 184
Blutergüsse 184
Blutungen 184, 192
Boerhaave, Herman 16
Bolus-Tod 133
Brot 92, 93
Brechreiz 141
Brustgrippe 186
Brustschmerzen 140
Brustverhärtung 35
Brustwarzen 35
Brustwickel 138

C

Candida 90–92
Chirotherapie 73, 101, 102, 140, 159
Chlorella 72, 142, 145, 148
Chronische Krankheiten siehe Krankheiten

D

Darmflora 33, 148
Darminfektion 134
Daumentest 102
Depression 171, 172
Dioskorides 12, 15
Dosierung 27, 115, 116
Drei-Monats-Koliken 40
Dreitagefieber 58, 66
Durchblutung, Förderung der D. 157
Durchfall 141, 145–147, 187

Durst 116
Durstfieber 54

E
Eibisch 18
Eifersucht 186
Eigenblutbehandlung 83, 84
Eingewachsene Nägel siehe Nägel
Einlauf siehe Klistier
Einnässen siehe Bettnässen
Einschlafschwierigkeiten 112, 186
Eisenkraut 18
Eiterungen 165–167, 187
Eitrige Halsentzündung siehe Halsentzündung
Elektrosmog 179, 180
Empfindungslosigkeit 169
Entbindung 32
Entgiftung 98
Entwicklung
–, motorische 94
–, verzögerte 95, 185
Epilepsie 16, 193
Erbrechen 141, 143, 144, 184, 187
– von Schleim 186
Erfrierung 193
Erkältung 44
Ernährung 86–93
Erstickungsgefahr 133
Erstreaktion 27
Erwartungsspannung 112
Essen
–, Zubereitung 87
– im Übermaß 87, 144
– zum falschen Zeitpunkt 88
Essigwickel siehe Wadenwickel
Eukalyptus 18

F
Fall siehe Sturz
Fieber 44–54, 116, 184–187
–, plötzliches 47–49
– ohne Durst 51
– mit Kopfschmerzen 52
– mit Schnupfen 52
– mit Augenbeschwerden 52
– ohne erkennbare Ursache 52
Fieberbläschen 130, 163, 164
Fieberkrämpfe 52, 53, 186
Fiebermessen 45, 54
Finden des Arzneimittels siehe Arzneimittel
Fitnesstraining 102
Fleming, Alexander 77
Frösteln 44, 186
Furunkel 165–167
Fußsohlenpflaster 151, 155

G
Gasvergiftung 194
Gegenmittel gegen homöopathische Arzneien 27, 70, 115
Gehirnerschütterung 117, 194
Gelbsucht bei Neugeborenen 37, 38
Gelenksbeschwerden 188
–, entzündliche 160, 161
Gelenksverrenkung siehe Verrenkung
Genitalherpes siehe Herpes
Gerätetraining 159
Gerstenkorn 126, 188
Gewichtszunahme bei Säuglingen 34
Gliederschmerzen 186, 188
Grippe 184, 186, 187
Gürtelrose 164

H
Hahnemann, Samuel 15, 16, 21, 22, 31, 79, 175
Halsentzündung, eitrige 187
Halsschmerzen 131, 132, 184–187
– mit Drüsenschwellung 187
Halswickel 61
Haltbarkeit homöopathischer Arzneien 27
Haltung 94–104
Haltungsschäden 98, 100, 101
Haltungstest 102
Hara-Reflexmassage 96–98
Harndrang 152, 187
Harnprobe 151
Harnwegsinfekte 154
Hausapotheke, homöopathische 28, 190
Hausarzt siehe Arzt
Hautausschlag 132, 162–165, 187, 188
–, allergischer 162
– in Form von Bläschen 162
–, schleimiger 186
– im Windelbereich 38
Heilerdewickel 161
Heilmoor als Trinkkur 148
Heilverfahren, Pyramide der H. 29
Heiserkeit 107, 184
Hepatitis 185
Hering, Konstantin 12, 82
Hering'sche Regel 82
Herpes 163–165
Herzmassage 193
Herzschmerzen 140
Heublumenkissen 30
Heublumenwickel 30
Heuschnupfen siehe Schnupfen, allergischer
Hippokrates 15
Hirnschwäche 184
HNO-Beschwerden 184, 187
Hoffmann, Felix 13
Holunder 18
Homöopathie, Prinzipien der H. 20–26
Homöopathische Hausapotheke siehe Hausapotheke
Husten 134–140, 184–188
–, allergischer 139
–, Beginn 135
– mit Fieber 139
–, krampfartiger 186
–, schmerzhafter 137
–, schleimiger 137
– nach Schnupfen 138
–, trockener 135, 136
Hysterischer Anfall siehe Anfall

I
Immunschwäche 188
Immunstärkung 110
Immunsystem 33, 79–81
Immuntherapie, sublinguale – SLIT 83
Immuntreppe 11, 12, 79, 82, 116, 139
Impfkrankheit 75
Impfreaktion 75
Impfkomplikation 75
Impfung 74–76, 187, 188
Infekt 186, 187
Inkubationszeit 55
Insektenstich 194

J

Jenner, Edward 74
Jetlag 117
Juckreiz, Waschungen gegen J. 63

K

Kaffee 70
Kaiserschnitt 33
Kaktusverletzung 194
Kamille 19
Karies 70, 71
Kehlkopfschleimhaut, Schwellung der K. 136
Keuchhusten 59, 66, 186
Kieferbeschwerden 73
Kindergarten 109
Kinderkrankheiten 55–66
KISS-Syndrom siehe Symmetriestörung
Klistier 49
Klopfmassage 138
Knieverletzungen 192
Knochenbrüche 104, 188
Knochenprobleme 185, 188
Kohlblätter, Umschlag mit K. 161
Kolostrum 33, 34
Komplikationen bei Krankheiten 60, 78
Konstitution 177, 179, 185, 188
Konzentrationsschwäche 111, 159
Kopfgelenksinduzierte Symmetriestörung siehe Symmetriestörung
Kopfgeschwulst des Säuglings 32
Kopfgrippe 186, 188
Kopfmassage, chinesische 118, 119
Kopfschmerzen 117–120, 159, 186, 187
–, chronische 120
Krafttraining 102
Krämpfe 186
Krankheiten, chronische 10–12, 77–85
Krankheitsverlauf siehe Verlauf von Krankheiten
Kränkung 169, 170–172, 186
Kräuter
–, Wirkung und Anwendung 18, 19
–, Sicherheit von K. 19, 20
Kreislaufkollaps 185, 188, 194
Kreislaufschwäche 188
Krupp, Pseudokrupp 136
Kummer 171, 172, 186

L

Lähmungen, Lahmheit 185
Lampenfieber 112, 170, 186
Lebensmittelvergiftung 141, 144, 184, 187
Leberbeschwerden 185, 187
Linde 19
Lippen, Röte und Wundheit 130
Lippenverletzung 195

M

Magenprobleme 187
Magenschmerzen 142
– durch verdorbene Nahrung 142, 143
Magnetfeldgeräte 103, 104
Magnetfeldtherapie 103, 104, 160
Magnetismus 103
Mandelentzündung, eitrige 131
Manuelle Medizin siehe Medizin
Masern 59, 60, 66
Massage 96, 160 siehe auch Kopfmassage
Massageöl 96, 97, 160
Medizin, manuelle 40, 94, 101, 102, 159
Melisse 19
Migräne 119, 186
Mikrowelle 88, 89
Milchbildung, Unterstützung der M. 34
Milchschorf 81, 188
Minimal-Akutapotheke, homöopathische 191
Moorwickel 61, 62, 161 siehe auch Heilmoor
Motorische Entwicklung siehe Entwicklung
Müdigkeit 111, 186
– nach schlafloser Nacht 43
Mumps 61, 62, 66
Mundschleimhaut, defekte 130
Mundecken, faule 130
Muskelbeschwerden 188
Muskelkrämpfe 186
Muskelriss 195
Muskeltraining 98, 102, 158, 159
Muskelzerrung siehe Zerrung
Muttermilch 33, 34
–, Ausspucken von M. 34
–, Erbrechen von M. 34, 35, 184
–, Unverträglichkeit von M. 34

N

Nabel, Störung beim Abheilen 39
Nadelstich 195
Nägel, eingewachsene 167
Nageleiterung 167
Nagelverletzung 195
Nahrung, sterile 89
Naschen 89
Nasenbluten 121
Nasenspülung 122
Nasentropfen 37, 122, 123
Nervenbeschwerden 186
Nervenschmerzen im Gesicht 188
Nervenzusammenbruch 195
Nervöse Beschwerden siehe Beschwerden
Nervöse Unruhe siehe Unruhe
Nesselsucht 162, 163
Neugeborenes 32
Neurodermitis 81, 82, 84
Nierenerkrankung 154–156, 185
Nierentee 155, 156
Nikotin 33, 35, 70
Nosoden 56, 57
Notfall 189, 192, 196

O

Ohnmacht siehe Bewusstlosigkeit
Ohrenbeschwerden, Ohrenschmerzen 127–129, 187, 188
– am äußeren Ohr 129
– bei Flugreisen 129
Ohrenkerzen 127, 128

Ohrverletzung 196
Öle, ätherische
–, Anwendung 123, 124
– bei Schnupfen 123, 124
–, Test 123
Onanie 181
Osiander, Johann Friedrich 15
Osteopathie 40, 73, 95, 101, 159

P

Panik 169, 171
Pasteur, Louis 74
Penizillin 77, 78
Pfefferminze 19
Pfeiffer'sches Drüsenfieber 64, 66
Pflanzenextrakte
–, der Ayurveda-Medizin 38, 65, 110, 134, 145, 148
–, Sicherheit von P. 19, 20
Phytotherapie 29
Pilze im Körper 90–92
Pinel, Philippe 16
Pirquet, Clemens Freiherr von 81
Potenz, Potenzierung 22, 23, 27
Prellungen 184, 188
Prüfungsangst 112, 170, 186
Pseudokrupp siehe Krupp
Psychische Spannungen siehe Spannungen
Psychisches Trauma siehe Trauma
Pubertät 177–179, 184, 185

Q

Quallenverletzungen 187, 196
Quarin, Joseph Freiherr von 16
Quarkwickel 61

R

Rastlosigkeit 172
Regelbeschwerden 149, 180, 184, 188
Regulationsthermographie 68
Reiseapotheke, homöopathische 190
Reisekrankheit 112, 188
Reizblase 151, 187
Reizüberflutung 172
Rekonvaleszenz 65, 128, 186
Resistenz 77
Reye-Syndrom 13
Ringelröteln 64, 66
Rippenblockierungen 140
Rippenfellentzündung 185
Rippenschmerzen 140
Rooibostee (Rotbuschtee) 92
Rosmarin 19
Rotbuschtee siehe Rooibostee
Röteln 62, 63, 66
Rückenmassage 160
Rückenmuskulatur 94, 156, 158
Rückenschmerzen 104, 159, 160

S

Salicylsäure 13
Säuglingsernährung 35, 36
Säuglingsschnupfen 36, 37
Scharlach 57, 58, 66, 184
Schlafentzug 186
Schlafstörungen 110, 112, 169, 172
Schleimbildung, Schleimabsonderung 186
Schleimhautdefekte im Mund 130
Schluckauf 41, 186
Schmerzen 187
Schmutzflechte 130
Schnittverletzung 196
Schnupfen 121–124, 186, 188
–, allergischer 84, 85, 185, 188
–, bei Säuglingen 36, 37
Schock 169, 185, 196
Schreck 169, 184
Schreien bei Säuglingen 39, 40
Schule 111
Schulstress 170
Schüßler-Mineralstoffe 41, 175–177
Schüttelfrost 187
Schwäche 185–187
Seeigelverletzung 196
Sehnenzerrung siehe Zerrung
Sexualität 180, 181
Sicherheit von Pflanzenextrakten und Kräutern 19, 20
Singen 107, 108
Sitzen, Abneigung gegen das S. 159
Sonnenstich 197
Soor 38
Spannungen, psychische 110
Spazierengehen, rasche Ermüdung beim S. 159
Spitzwegerich 19
Sport 99, 102, 159
Sprechauffälligkeiten 106
Stevia rebaudiana 18, 89
Stichverletzungen 187, 197
Stillen, Stillprobleme 34, 35, 184
Stimmauffälligkeiten 106, 107
Stimme 105–108
Stimmverlust 107
Stoffwechsel 187
Stress siehe Schulstress
Stretching 158
Stromschlag 197
Sturz 197
Sublinguale Immuntherapie siehe Immuntherapie
Süßholz 19
Symmetriestörung, kopfgelenksinduzierte (KISS) 95
Symptome 116

T

Tagesrhythmus, Umstellung des T. 111
Tee
–, beruhigender 73
– bei Blasenbeschwerden 151, 153
–, immunstärkender 134
– bei Nierenbeschwerden 155, 156
–, schmackhafter 18
–, Süßholzwurzel- 18
–, Zubereitung 19
Thymian 19
Tic 172
Tierbiss siehe Biss
Todesangst 184
Training siehe Muskeltraining
Trauer, Traurigkeit 169, 170–172
Trauma, psychisches 169
Triphala 148
Typenlehre 174, 175

U

Übelkeit 187
– auf Reisen 112
Überanstrengung 187
Überdehnung 188
Überdosierung 27

Übererregtheit 112, 186
Übergewicht 88
Überlastung 110
Übermüdung 43
Überreizung 111, 186
Übertragung von Krankheiten 55
Überwärmungsbad 44
Überwärmungsfußbad 67, 68
Unruhe, nervöse 172
Unterbauchbeschwerden 149, 151, 152
Unterkühlung 193
Urlaub 112, 186

V

Verätzung 197
Verblitzen der Augen 126
Verbrennung 197
Verdauungsbeschwerden 185, 187
Vergiftung 197
Verhütung 180, 181
Verkrampfung 186
Verlässlichkeit, Stufen der V. bei homöopathischem Wissen 17
Verlauf von Krankheiten 116
Verletzungen 104, 184, 197 siehe auch Weichteilverletzungen
Verrenkung des Gelenks 198
Verstopfung 147, 148
Verstopfungsgefühl im Ohr 128, 129
Verzögerte Entwicklung siehe Entwicklung
Volksarzneimittel 15
Vollkornprodukte 36, 91, 153

W

Wacholder 19
Wachstumsschmerzen 104, 157, 158
Wadenwickel 50
Wagner-Jauregg, Julius 44
Warzen 132, 168
Waschungen gegen Juckreiz siehe Juckreiz
Wasser 92
Weichteilverletzungen 184
Weinkrampf 195
Wespenstich 194
Wickel
- auf der Brust 138
- mit Essig 50
- am Hals 61
- mit Heilerde 161
- mit Heublumen 30
- mit Moor 61, 62, 161
- mit Quark 61
- an den Waden 50

Windeldermatitis 38
Windpocken 63, 66
Wirbelblockaden bei Säuglingen 40
Wirbelblockaden 95, 140
Wirbelsäule 94
Wirbelsäulenprobleme 156, 185
Wunde 104, 198

Z

Zahn, ausgeschlagener 73, 198
Zahnarzt, Angst vor dem Z. 73
Zahnen 41–43, 185, 187
Zähneputzen 69
Zahnpasten 69, 70
Zahnpflege 69–73
Zahnschmerzen 70, 187
Zahnungsfieber 42
Zappeln 159
Zeckenbiss 198
Zeitverschiebung, Beschwerden bei Z. 117, 186
Zerrung 188, 192
- der Sehne 197
- des Muskels 195

Zuckungen 172
Zunge, belegte 184
Zwerchfelltätigkeit 107, 108
Zwiebelsäckchen 128